正常关节

磁共振解剖图谱

主　　编　李明华　姚伟武
编写人员　朱莉莉　瞿　楠
　　　　　陆志华　胡丁君

上海科学技术出版社

图书在版编目 (CIP) 数据

正常关节磁共振解剖图谱／李明华，姚伟武主编．—上海：上海科学技术出版社，2010.4（2026.2 重印）
ISBN 978-7-5323-9769-3

Ⅰ．①正… Ⅱ．①李… ②姚… Ⅲ．关节－磁共振成像－人体解剖－图谱 Ⅳ．① R322.7-64

中国版本图书馆 CIP 数据核字（2009）第 029324 号

正常关节磁共振解剖图谱
李明华　姚伟武　主编

上海世纪出版（集团）有限公司
上 海 科 学 技 术 出 版 社　出版、发行
（上海市闵行区号景路 159 弄 A 座 9F-10F）
邮政编码 201101　www.sstp.cn
浙江新华印刷技术有限公司印刷
开本 787×1092　1/32　印张 6.125
字数：120 千字
2010 年 4 月第 1 版　2026 年 2 月第 19 次印刷
ISBN 978-7-5323-9769-3/R·2655
定价：38.00 元

内容提要

磁共振能帮助医师全面观察关节内部及周围的结构、病变，不管是影像科医师或者临床医师，在工作中都经常借助磁共振检查进行临床诊断和治疗，制定完善的治疗方案，而熟悉、掌握正常关节磁共振图像解剖是这一切的基础。本稿主要对正常关节，包括肩、肘、腕关节和髋、膝、踝关节的解剖结构，以磁共振图谱的方式，按照正常矢状位、横断位和冠状位予以显示并标明解剖结构的中英名称，便于医学生、青年医生学习、掌握正常关节的 MRI 解剖。

前　言

近年来随着计算机技术的迅猛发展，CT、磁共振成像（MRI）等医学影像手段已广泛应用于临床，并对临床诊治发挥着巨大作用。随着医疗经济水平的提高，骨关节病变的影像诊断越来越普遍，其中 MRI 和关节镜等对骨关节解剖学有进一步认识与发展。

骨关节系统包括肩、肘、腕、髋、膝及踝足等各个关节及四肢部位，断面影像解剖非常复杂，而诊断信息大都基于包括横断面、冠状面及矢状面的断面影像，因此作为一名医学工作者，必须充分掌握器官结构的断面解剖。MRI 的应用能清晰全面地显示关节的内部周围情况，使医生对其能进行准确评估和诊断，进而制定完善的治疗方案和随访手段。本书主要着重于各个关节及肢体基本部位的磁共振断层解剖，采用了 3.0T 磁共振机器进行部位采集，采集现有最先进设备的图像来展示其断面解剖，同时每幅 MR 图像均附定位线以说明图像的位置，使读者能够快速掌握其解剖关系。

本书以普及和提高临床医学工作者在影像检查临床应用方面的水平为目的，适用于骨科医师、研究生及放射影像诊断医师阅读使用。

李明华　　姚伟武

2010 年 2 月

目录

踝关节磁共振图谱

（冠状位）

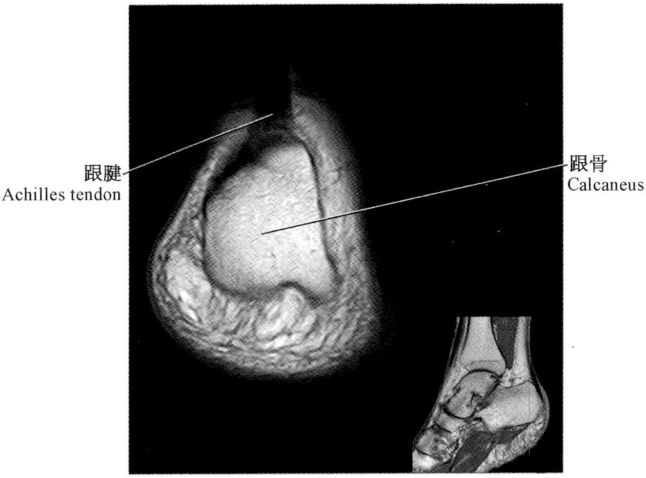
跟腱
Achilles tendon
跟骨
Calcaneus

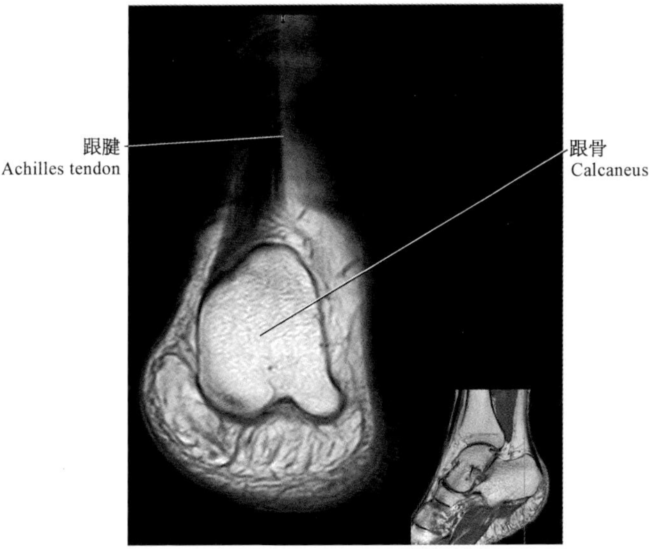
跟腱
Achilles tendon
跟骨
Calcaneus

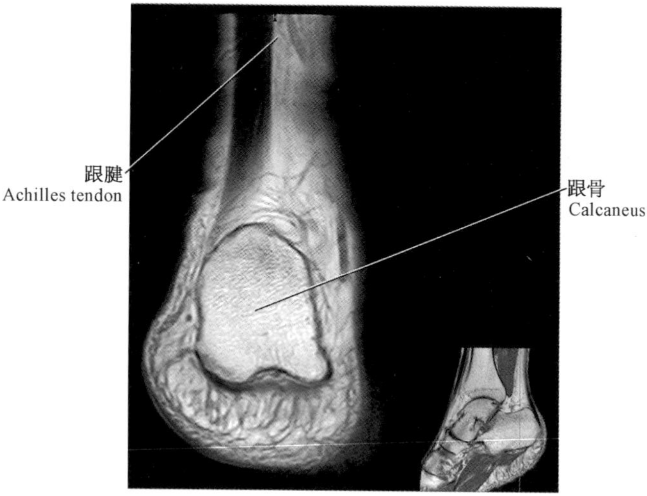
跟腱
Achilles tendon
跟骨
Calcaneus

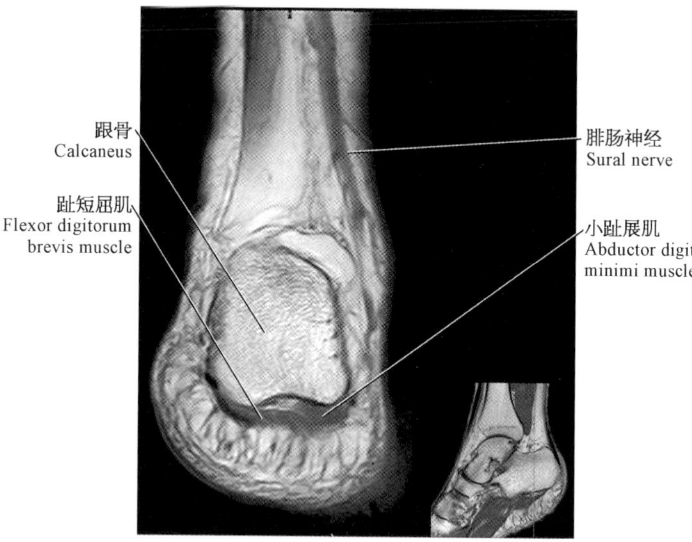
跟骨
Calcaneus
趾短屈肌
Flexor digitorum
brevis muscle
腓肠神经
Sural nerve
小趾展肌
Abductor digiti
minimi muscle

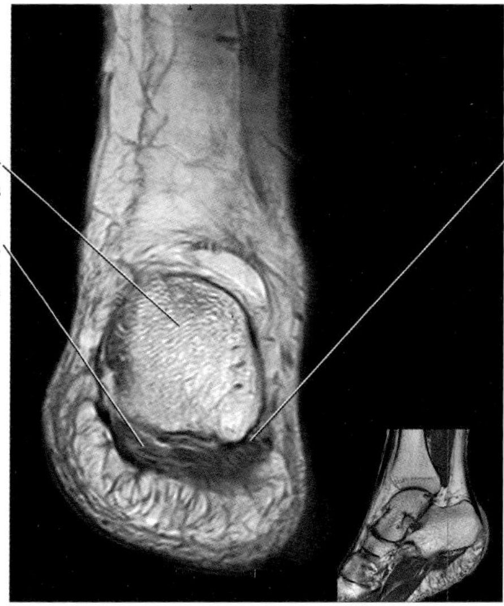
跟骨
Calcaneus
趾短屈肌
Flexor digitorum brevis muscle
小趾展肌
Abductor digiti minimi muscle

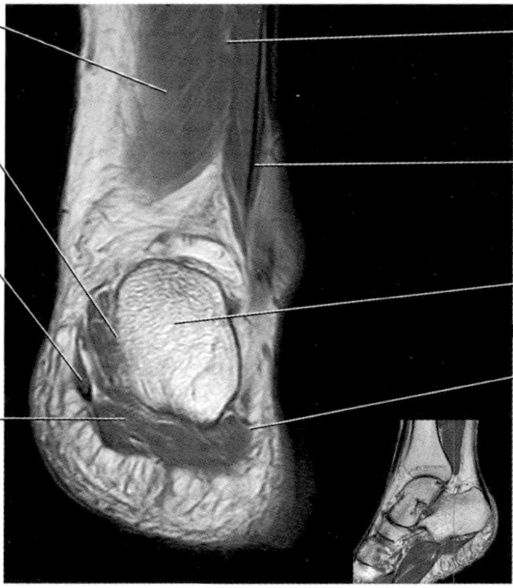
踇长屈肌
Flexor hallucls longus muscle
足底方肌
Quadratus plantae
踇展肌
Abductor hallucis muscle
趾短屈肌
Flexor digitorum brevis muscle
腓骨短肌
Peroneus brevis muscle
腓骨长肌腱
Peroneus longus tendon
跟骨
Calcaneus
小趾展肌
Abductor digiti minimi muscle

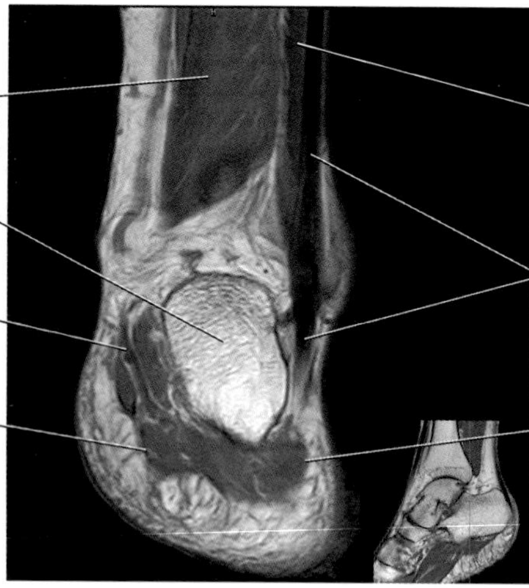

踇长屈肌
Flexor hallucls longus muscle
跟骨
Calcaneus
足底方肌
Quadratus plantae
趾短屈肌
Flexor digitorum brevis muscle
腓骨短肌
Peroneus brevis muscle
腓骨长肌腱
Peroneus longus tendon
小趾展肌
Abductor digiti minimi muscle

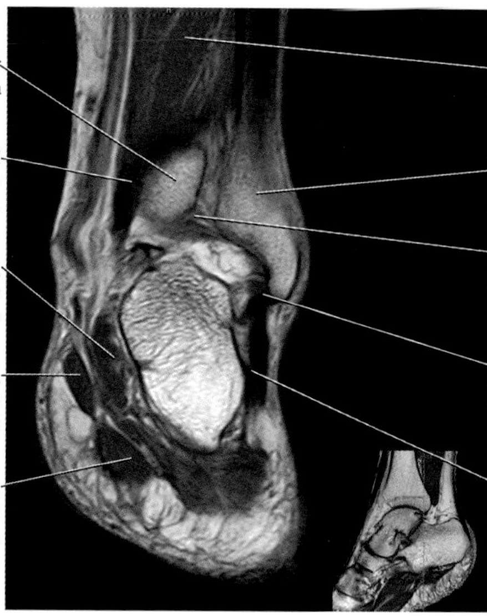

胫骨
Tibia
趾长屈肌腱
Flexor digitorum longus tendon
足底方肌
Quadratus plantae muscle
踇展肌
Abductor hallucis muscle
趾短屈肌
Flexor digitorum brevis muscle
踇长屈肌
Flexor hallucls longus muscle
外踝
Lateral malleolus
胫腓后韧带
Posterior tibiofibular ligament
跟腓韧带
Calcaneofibular ligament
腓骨长肌腱
Peroneus longus tendon

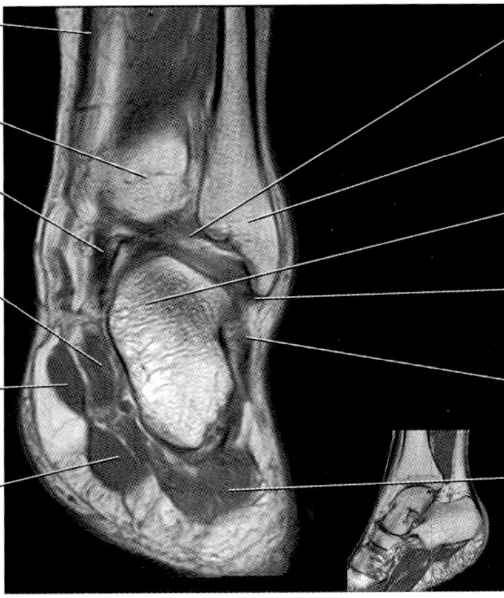
胫骨后肌腱
Tibialis posterior tendon
胫骨
Tibia
趾长屈肌腱
Flexor digitorum longus tendon
足底方肌
Quadratus plantae muscle
踇展肌
Abductor hallucis muscle
趾短屈肌
Flexor digitorum brevis muscle
胫腓横韧带
Transverse tibiofibular ligament
外踝
Lateral malleolus
跟骨
Calcaneus
跟腓韧带
Calcaneofibular ligament
腓骨长肌腱
Peroneus longus tendon
小趾展肌
Abductor digiti minimi muscle

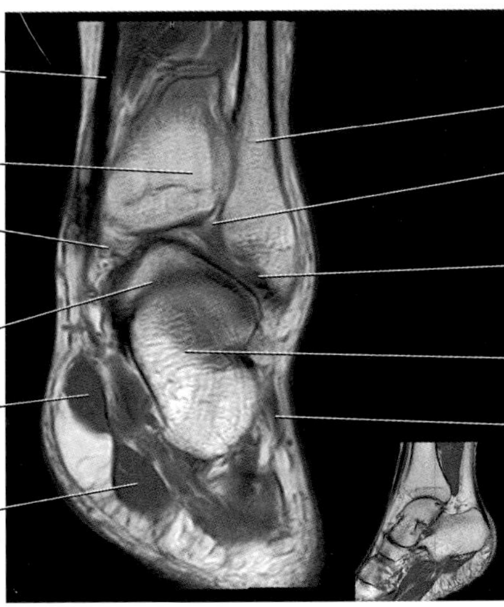
胫骨后肌腱
Tibialis posterior tendon
胫骨
Tibia
胫距后韧带
Posterior talotibial ligament
距骨
Talus
踇展肌
Abductor hallucis muscle
趾短屈肌
Flexor digitorum brevis muscle
腓骨
Fibula
胫腓横韧带
Transverse tibiofibular ligament
距腓后韧带
Posterior talofibular ligment
跟骨
Calcaneus
腓骨长肌腱
Peroneus longus tendon

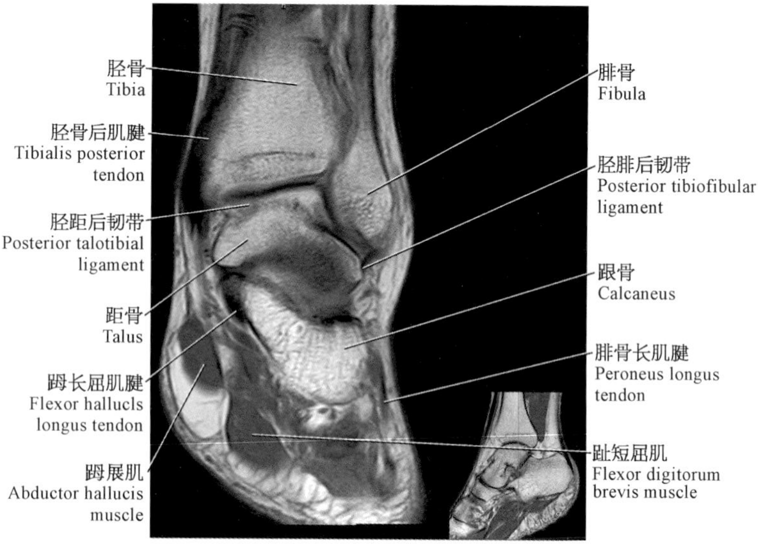
胫骨
Tibia
胫骨后肌腱
Tibialis posterior tendon
胫距后韧带
Posterior talotibial ligament
距骨
Talus
踇长屈肌腱
Flexor hallucls longus tendon
踇展肌
Abductor hallucis muscle
腓骨
Fibula
胫腓后韧带
Posterior tibiofibular ligament
跟骨
Calcaneus
腓骨长肌腱
Peroneus longus tendon
趾短屈肌
Flexor digitorum brevis muscle

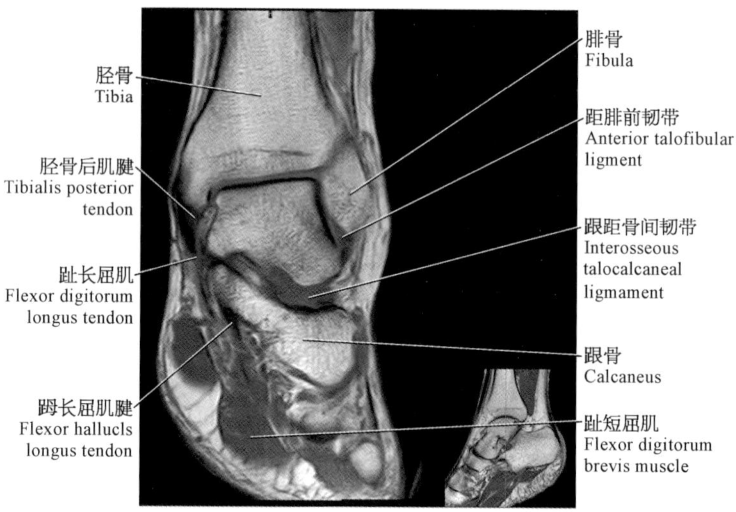
胫骨
Tibia
胫骨后肌腱
Tibialis posterior tendon
趾长屈肌
Flexor digitorum longus tendon
踇长屈肌腱
Flexor hallucls longus tendon
腓骨
Fibula
距腓前韧带
Anterior talofibular ligment
跟距骨间韧带
Interosseous talocalcaneal ligmament
跟骨
Calcaneus
趾短屈肌
Flexor digitorum brevis muscle

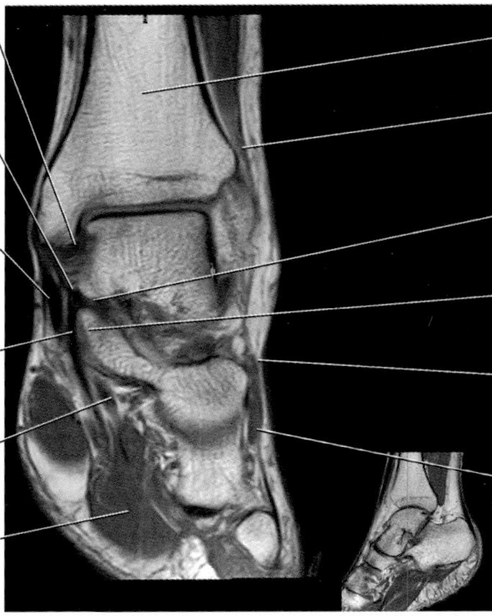
胫距后韧带
Posterior talotibial ligament
胫跟韧带
Tibiocalcaneal ligament
胫骨后肌腱
Tibialis posterior tendon
趾长屈肌腱
Flexor digitorum longus tendon
踇长屈肌腱
Flexor hallucls longus tendon
趾短屈肌
Flexor digitorum brevis muscle
胫骨
Tibia
趾长伸肌腱
Extensor digitorum longus tendon
距下关节
Talocalcaneal joint
载距突
Sustentaculum tali
腓骨短肌
Peroneus brevis muscle
腓骨长肌
Peroneus longus muscle

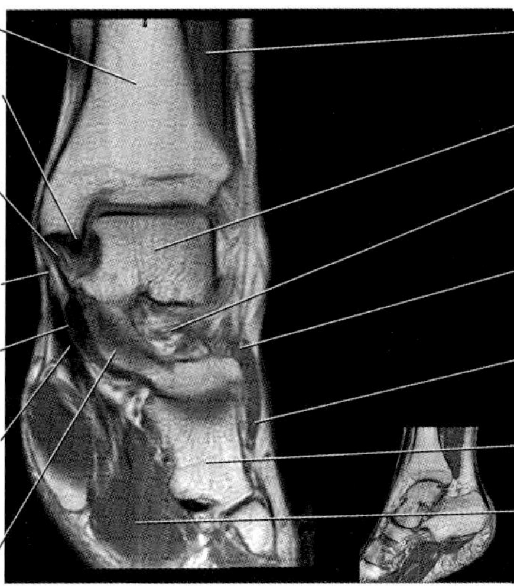
胫骨
Tibia
胫距前韧带
Anterior talotibial ligament
胫跟韧带
Tibiocalcaneal ligament
屈肌支持带
Flexor retinaculum
趾长屈肌腱
Flexor digitorum longus tendon
胫骨后肌腱
Tibialis posterior tendon
跟骨
Calcaneus
趾长伸肌
Extensor digitorum longus muscle
距骨
Talus
伸肌下支持带
Inferior extensor retinaculum
腓骨短肌
Peroneus brevis muscle
腓骨长肌
Peroneus longus muscle
骰骨
Cuboid bone
趾短屈肌
Flexor digitorum brevis muscle

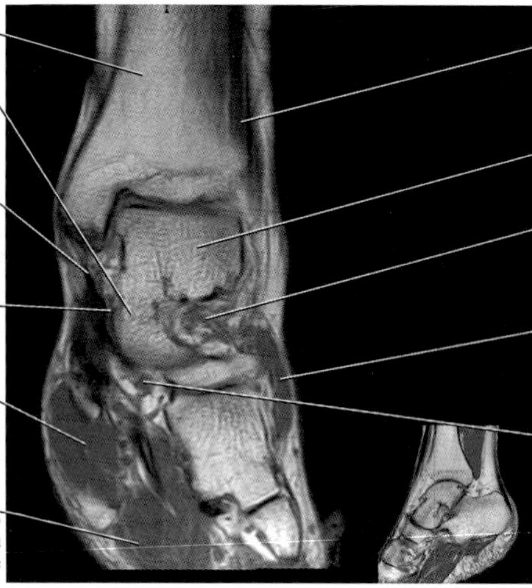
胫骨
Tibia
趾长屈肌腱
Flexor digitorum longus tendon
胫跟韧带
Tibiocalcaneal ligament
胫骨后肌腱
Tibialis posterior tendon
跗展肌
Abductor hallucis muscle
趾短屈肌
Flexor digitorum brevis muscle
趾长伸肌
Extensor digitorum longus muscle
距骨
Talus
伸肌下支持带
Inferior extensor retinaculum
腓骨长肌
Peroneus longus muscle
跗长屈肌腱
Flexor hallucls longus muscle tendon

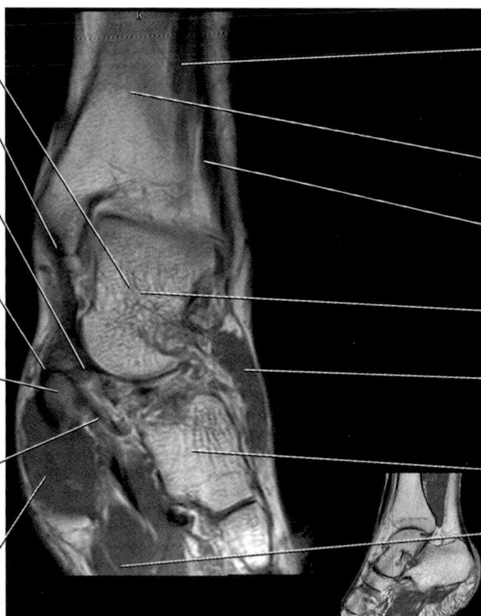
距骨
Talus
胫舟韧带
Tibionavicular ligament
跟舟韧带
Calcaneonavicular ligament
胫骨后肌腱
Tibialis posterior tendon
副舟籽骨
Accessory navicular sesamoid
趾长屈肌腱
Flexor digitorum longus tendon
跗展肌
Abductor hallucis muscle
趾长伸肌及肌腱
Extensor hallucis longus muscle and tendon
胫骨
Tibia
趾长伸肌
Extensor digitorum longus muscle
距骨
Talus
腓骨长肌
Peroneus longus muscle
骰骨
Cuboid bone
趾短屈肌
Flexor digitorum brevis muscle

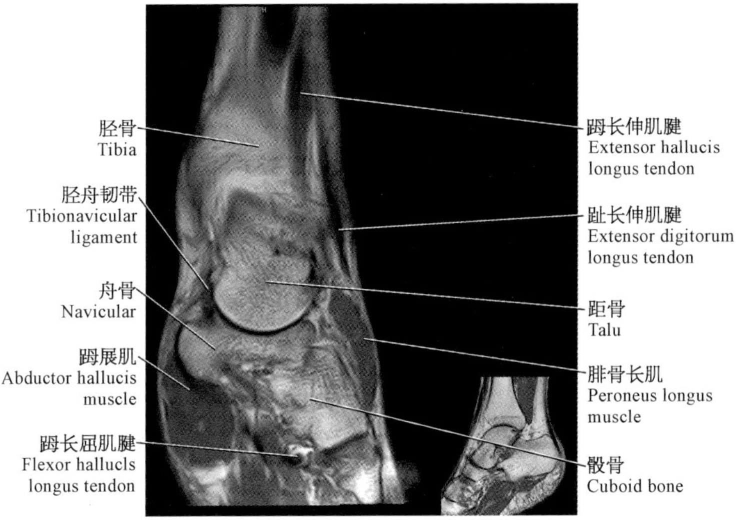
胫骨
Tibia
胫舟韧带
Tibionavicular
ligament
舟骨
Navicular
踇展肌
Abductor hallucis
muscle
踇长屈肌腱
Flexor hallucls
longus tendon
踇长伸肌腱
Extensor hallucis
longus tendon
趾长伸肌腱
Extensor digitorum
longus tendon
距骨
Talu
腓骨长肌
Peroneus longus
muscle
骰骨
Cuboid bone

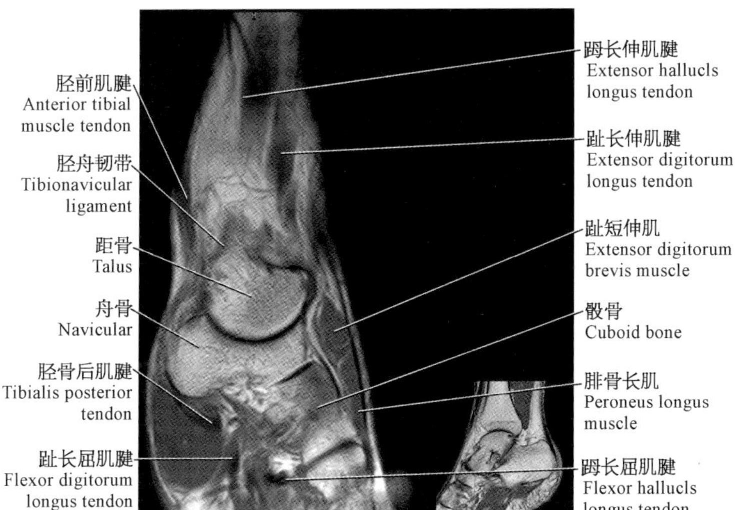
胫前肌腱
Anterior tibial
muscle tendon
胫舟韧带
Tibionavicular
ligament
距骨
Talus
舟骨
Navicular
胫骨后肌腱
Tibialis posterior
tendon
趾长屈肌腱
Flexor digitorum
longus tendon
踇长伸肌腱
Extensor hallucls
longus tendon
趾长伸肌腱
Extensor digitorum
longus tendon
趾短伸肌
Extensor digitorum
brevis muscle
骰骨
Cuboid bone
腓骨长肌
Peroneus longus
muscle
踇长屈肌腱
Flexor hallucls
longus tendon

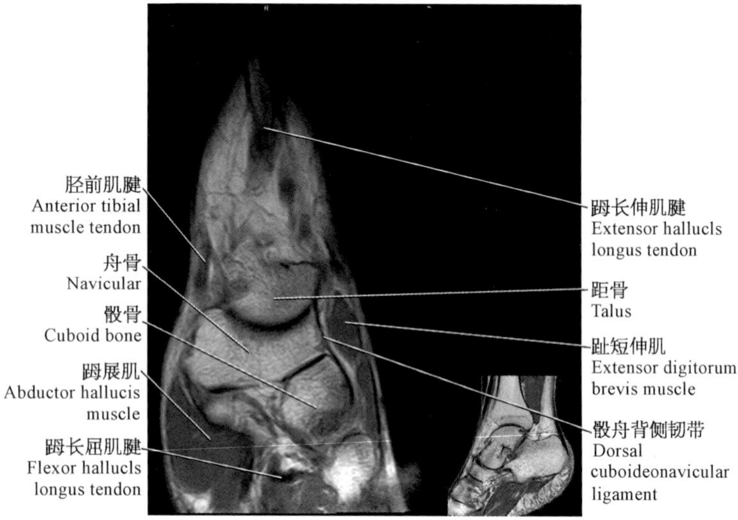
胫前肌腱
Anterior tibial muscle tendon
舟骨
Navicular
骰骨
Cuboid bone
踇展肌
Abductor hallucis muscle
踇长屈肌腱
Flexor hallucls longus tendon
踇长伸肌腱
Extensor hallucls longus tendon
距骨
Talus
趾短伸肌
Extensor digitorum brevis muscle
骰舟背侧韧带
Dorsal cuboideonavicular ligament

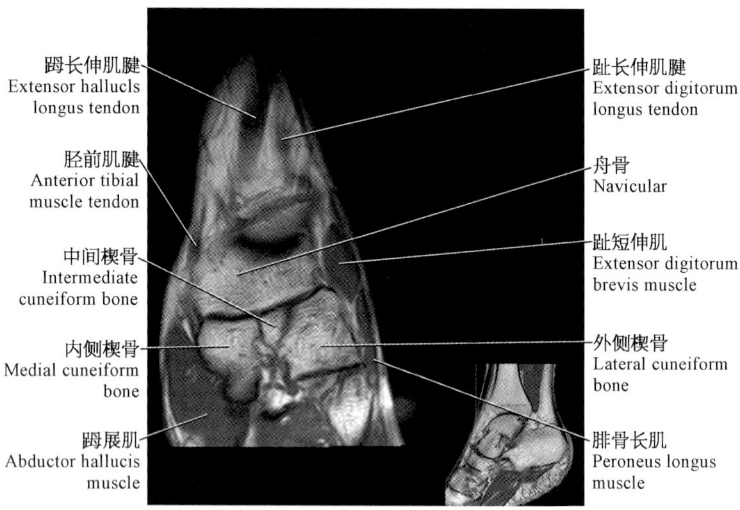
踇长伸肌腱
Extensor hallucls longus tendon
胫前肌腱
Anterior tibial muscle tendon
中间楔骨
Intermediate cuneiform bone
内侧楔骨
Medial cuneiform bone
踇展肌
Abductor hallucis muscle
趾长伸肌腱
Extensor digitorum longus tendon
舟骨
Navicular
趾短伸肌
Extensor digitorum brevis muscle
外侧楔骨
Lateral cuneiform bone
腓骨长肌
Peroneus longus muscle

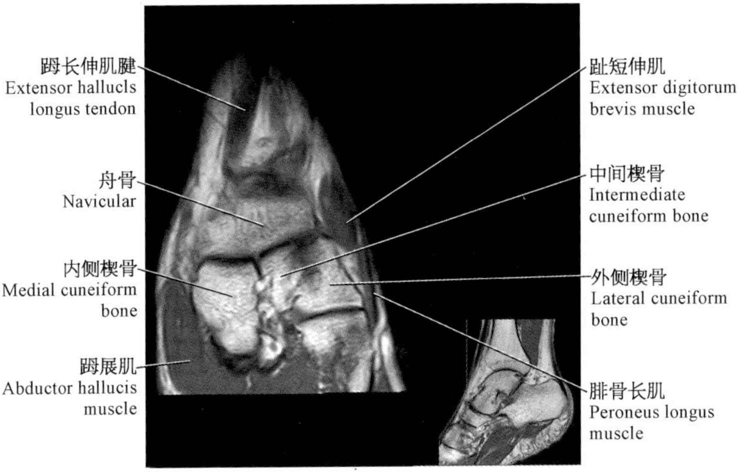
跗长伸肌腱
Extensor hallucls longus tendon
舟骨
Navicular
内侧楔骨
Medial cuneiform bone
跗展肌
Abductor hallucis muscle
趾短伸肌
Extensor digitorum brevis muscle
中间楔骨
Intermediate cuneiform bone
外侧楔骨
Lateral cuneiform bone
腓骨长肌
Peroneus longus muscle

踝关节磁共振图谱

（横断位）

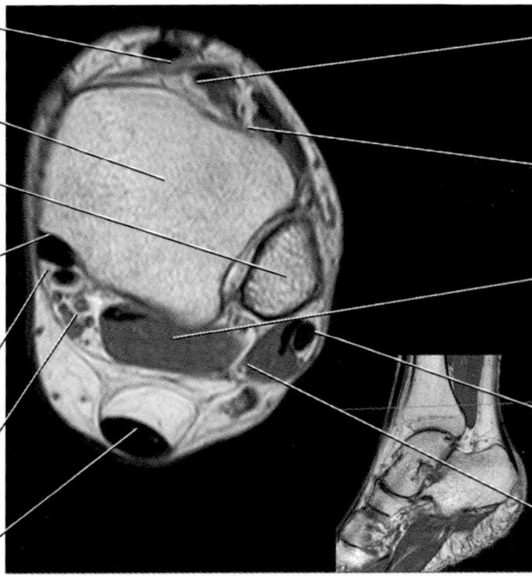
胫前肌腱
Anterior tibial muscle tendon
胫骨
Tibia
腓骨
Fibula
胫骨后肌腱
Tibialis posterior tendon
趾长屈肌腱
Flexor digitorum longus tendon
胫后动脉及神经
Tibialis posterior artery and nerve
跟腱
Achilles tendon
踇长伸肌腱
Extensor hallucis longus tendon
趾长伸肌腱
Extensor digitorum longus tendon
踇长屈肌及肌腱
Flexor hallucls longus muscle and tendon
腓骨长肌腱
Peroneus longus tendon
腓骨短肌及肌腱
Peroneus brevis muscle and tendon

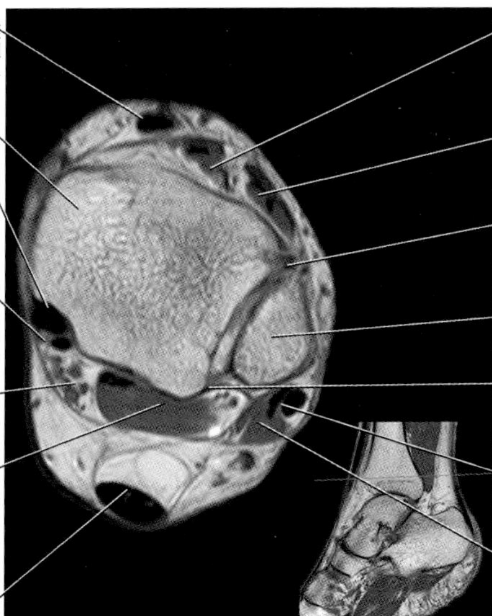
胫前肌腱
Anterior tibial muscle tendon
胫骨
Tibia
胫骨后肌腱
Tibialis posterior tendon
趾长屈肌腱
Flexor digitorum longus tendon
胫后动脉及神经
踇长屈肌及肌腱
Flexor hallucls longus muscle and tendon
跟腱
Achilles tendon
踇长伸肌腱
Extensor hallucislongus tendon
趾长伸肌腱
Extensor digitorum longus tendon
胫腓前下韧带
Anterior inferior tibiofibular ligament
腓骨
Fibula
胫腓后下韧带
Posterior inferior tibiofibular ligament
腓骨长肌腱
Peroneus longus tendon
腓骨短肌及肌腱
Peroneus brevis muscle and tendon

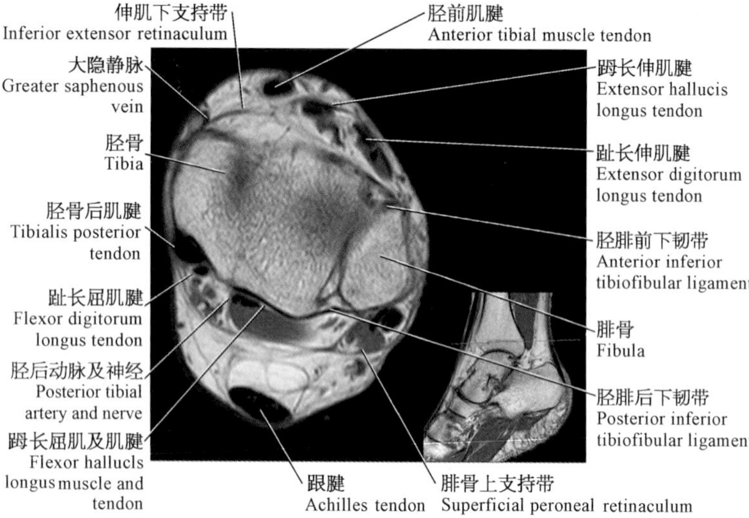
伸肌下支持带
Inferior extensor retinaculum
大隐静脉
Greater saphenous vein
胫骨
Tibia
胫骨后肌腱
Tibialis posterior tendon
趾长屈肌腱
Flexor digitorum longus tendon
胫后动脉及神经
Posterior tibial artery and nerve
踇长屈肌及肌腱
Flexor hallucls longus muscle and tendon
跟腱
Achilles tendon
腓骨上支持带
Superficial peroneal retinaculum
胫前肌腱
Anterior tibial muscle tendon
踇长伸肌腱
Extensor hallucis longus tendon
趾长伸肌腱
Extensor digitorum longus tendon
胫腓前下韧带
Anterior inferior tibiofibular ligament
腓骨
Fibula
胫腓后下韧带
Posterior inferior tibiofibular ligament

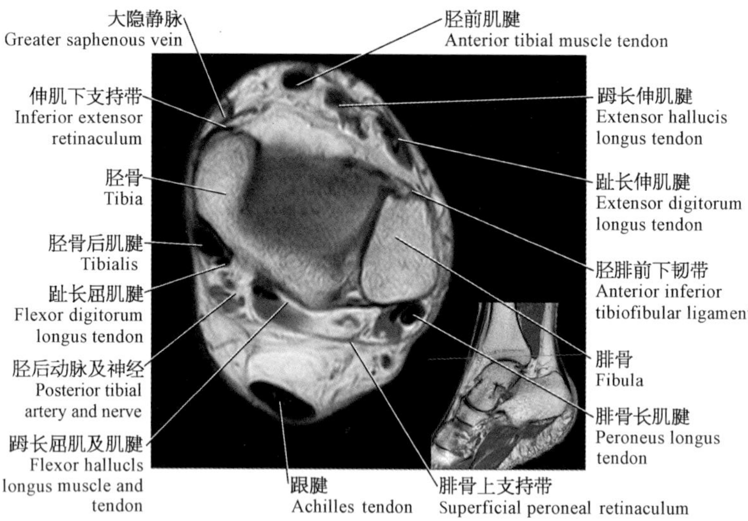
大隐静脉
Greater saphenous vein
伸肌下支持带
Inferior extensor retinaculum
胫骨
Tibia
胫骨后肌腱
Tibialis
趾长屈肌腱
Flexor digitorum longus tendon
胫后动脉及神经
Posterior tibial artery and nerve
踇长屈肌及肌腱
Flexor hallucls longus muscle and tendon
跟腱
Achilles tendon
腓骨上支持带
Superficial peroneal retinaculum
胫前肌腱
Anterior tibial muscle tendon
踇长伸肌腱
Extensor hallucis longus tendon
趾长伸肌腱
Extensor digitorum longus tendon
胫腓前下韧带
Anterior inferior tibiofibular ligament
腓骨
Fibula
腓骨长肌腱
Peroneus longus tendon

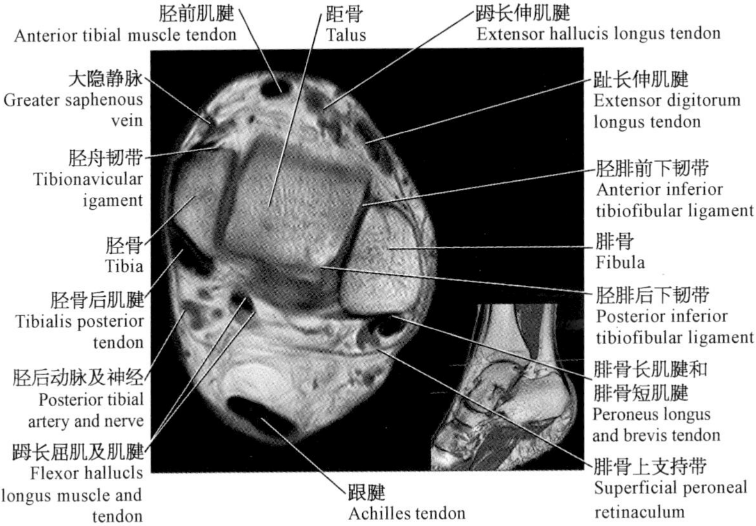
胫前肌腱
Anterior tibial muscle tendon
距骨
Talus
踇长伸肌腱
Extensor hallucis longus tendon
大隐静脉
Greater saphenous vein
趾长伸肌腱
Extensor digitorum longus tendon
胫舟韧带
Tibionavicular igament
胫腓前下韧带
Anterior inferior tibiofibular ligament
胫骨
Tibia
腓骨
Fibula
胫骨后肌腱
Tibialis posterior tendon
胫腓后下韧带
Posterior inferior tibiofibular ligament
胫后动脉及神经
Posterior tibial artery and nerve
腓骨长肌腱和腓骨短肌腱
Peroneus longus and brevis tendon
踇长屈肌及肌腱
Flexor hallucls longus muscle and tendon
腓骨上支持带
Superficial peroneal retinaculum
跟腱
Achilles tendon

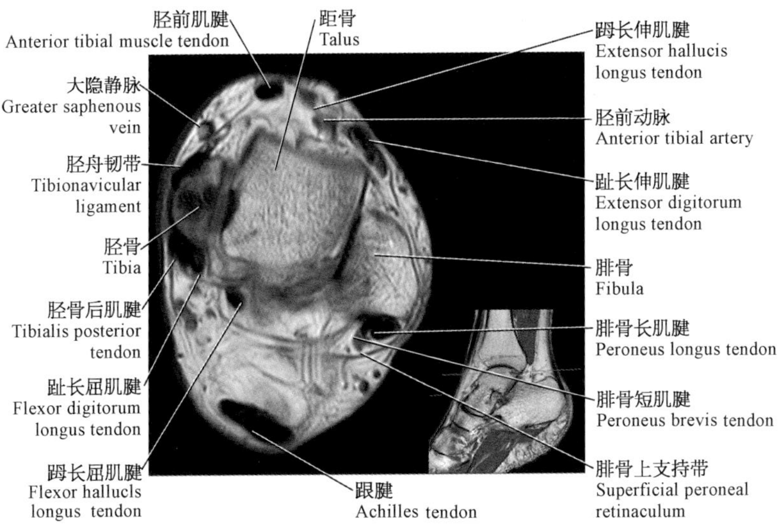
胫前肌腱
Anterior tibial muscle tendon
距骨
Talus
踇长伸肌腱
Extensor hallucis longus tendon
大隐静脉
Greater saphenous vein
胫前动脉
Anterior tibial artery
胫舟韧带
Tibionavicular ligament
趾长伸肌腱
Extensor digitorum longus tendon
胫骨
Tibia
腓骨
Fibula
胫骨后肌腱
Tibialis posterior tendon
腓骨长肌腱
Peroneus longus tendon
趾长屈肌腱
Flexor digitorum longus tendon
腓骨短肌腱
Peroneus brevis tendon
踇长屈肌腱
Flexor hallucls longus tendon
腓骨上支持带
Superficial peroneal retinaculum
跟腱
Achilles tendon

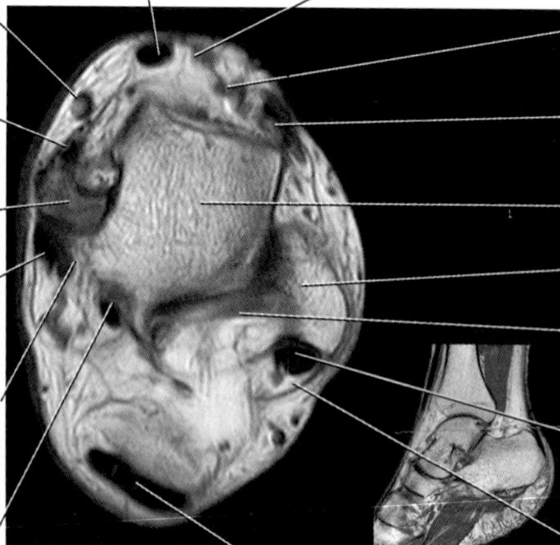
胫前肌腱
Anterior tibial muscle tendon
大隐静脉
Greater saphenous vein
胫舟韧带
Tibionavicular ligament
胫骨
Tibia
胫骨后肌腱
Tibialis posterior tendon
趾长屈肌腱
Flexor digitorum longus tendon
踇长屈肌腱
Flexor hallucls longus tendon
跟腱
Achilles tendon
踇长伸肌腱
Extensor hallucis longus tendon
胫前动脉
Anterior tibial artery
趾长伸肌腱
Extensor digitorum longus tendon
距骨
Talus
腓骨
Fibula
距腓后韧带
Posterior talofibular ligment
腓骨长肌腱和腓骨短肌腱
Peroneus longus and brevis tendon
腓骨上支持带
Superficial peroneal retinaculum

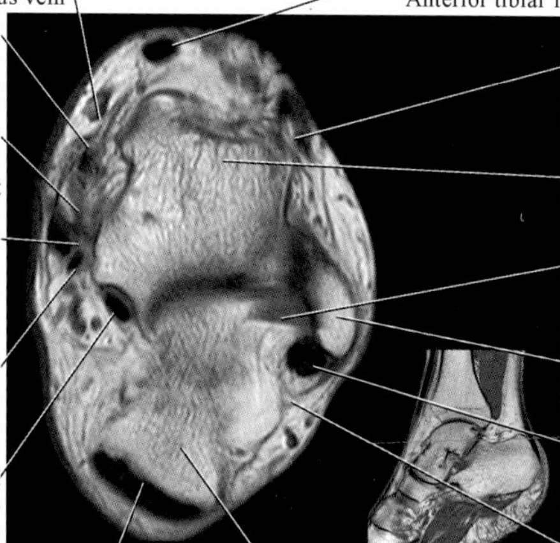
大隐静脉
Greater saphenous vein
胫舟韧带
Tibionavicular ligament
胫跟韧带
Tibiocalcaneal ligament
胫骨后肌腱
Tibialis posterior tendon
趾长屈肌腱
Flexor digitorum longus tendon
踇长屈肌腱
Flexor hallucls longus tendon
跟腱
Achilles tendon
跟骨
Calcaneus
胫前肌腱
Anterior tibial muscle tendon
趾长伸肌腱
Extensor digitorum longus tendon
距骨
Talus
距腓后韧带
Posterior talofibular ligment
腓骨
Fibula
腓骨长肌腱和腓骨短肌腱
Peroneus longus and brevis tendon
腓骨上支持带
Superficial peroneal retinaculum

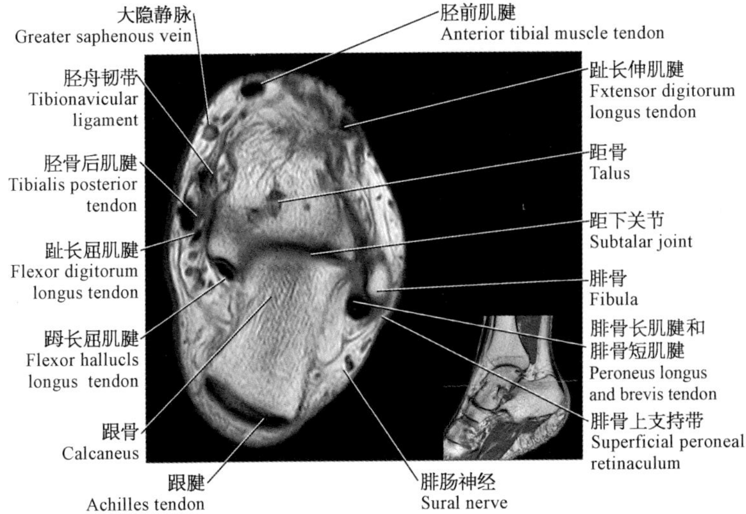
大隐静脉
Greater saphenous vein
胫前肌腱
Anterior tibial muscle tendon
胫舟韧带
Tibionavicular ligament
趾长伸肌腱
Fxtensor digitorum longus tendon
胫骨后肌腱
Tibialis posterior tendon
距骨
Talus
距下关节
Subtalar joint
趾长屈肌腱
Flexor digitorum longus tendon
腓骨
Fibula
踇长屈肌腱
Flexor hallucls longus tendon
腓骨长肌腱和腓骨短肌腱
Peroneus longus and brevis tendon
跟骨
Calcaneus
腓骨上支持带
Superficial peroneal retinaculum
跟腱
Achilles tendon
腓肠神经
Sural nerve

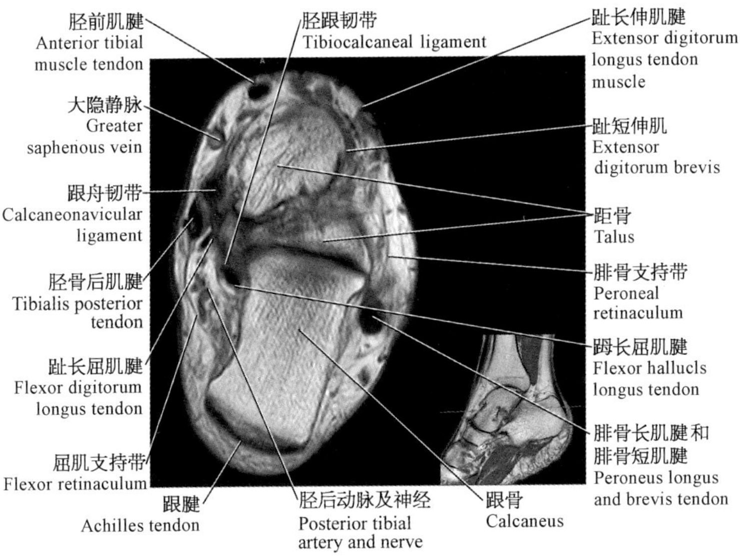
胫前肌腱
Anterior tibial muscle tendon
胫跟韧带
Tibiocalcaneal ligament
趾长伸肌腱
Extensor digitorum longus tendon muscle
大隐静脉
Greater saphenous vein
趾短伸肌
Extensor digitorum brevis
跟舟韧带
Calcaneonavicular ligament
距骨
Talus
腓骨支持带
Peroneal retinaculum
胫骨后肌腱
Tibialis posterior tendon
踇长屈肌腱
Flexor hallucls longus tendon
趾长屈肌腱
Flexor digitorum longus tendon
腓骨长肌腱和腓骨短肌腱
Peroneus longus and brevis tendon
屈肌支持带
Flexor retinaculum
跟腱
Achilles tendon
胫后动脉及神经
Posterior tibial artery and nerve
跟骨
Calcaneus

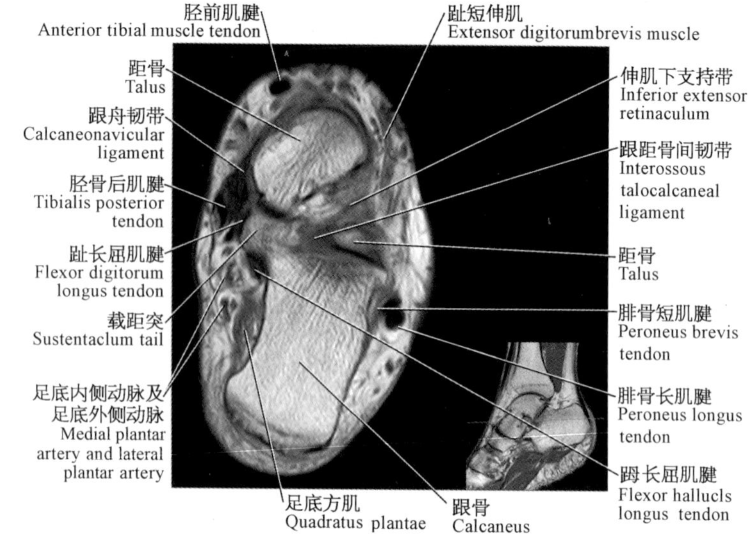
胫前肌腱
Anterior tibial muscle tendon
趾短伸肌
Extensor digitorumbrevis muscle
距骨
Talus
伸肌下支持带
Inferior extensor retinaculum
跟舟韧带
Calcaneonavicular ligament
跟距骨间韧带
Interossous talocalcaneal ligament
胫骨后肌腱
Tibialis posterior tendon
趾长屈肌腱
Flexor digitorum longus tendon
距骨
Talus
载距突
Sustentaclum tail
腓骨短肌腱
Peroneus brevis tendon
足底内侧动脉及足底外侧动脉
Medial plantar artery and lateral plantar artery
腓骨长肌腱
Peroneus longus tendon
踇长屈肌腱
Flexor hallucls longus tendon
足底方肌
Quadratus plantae
跟骨
Calcaneus

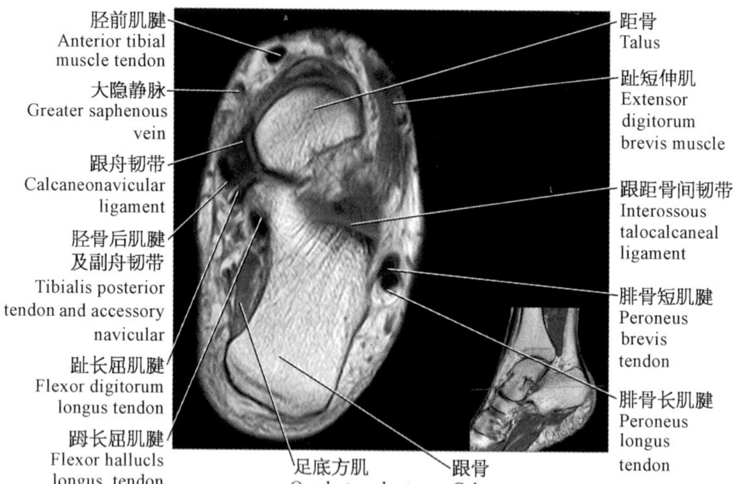
胫前肌腱
Anterior tibial muscle tendon
距骨
Talus
大隐静脉
Greater saphenous vein
趾短伸肌
Extensor digitorum brevis muscle
跟舟韧带
Calcaneonavicular ligament
跟距骨间韧带
Interossous talocalcaneal ligament
胫骨后肌腱及副舟韧带
Tibialis posterior tendon and accessory navicular
腓骨短肌腱
Peroneus brevis tendon
趾长屈肌腱
Flexor digitorum longus tendon
腓骨长肌腱
Peroneus longus tendon
踇长屈肌腱
Flexor hallucls longus tendon
足底方肌
Quadratus plantae
跟骨
Calcaneus

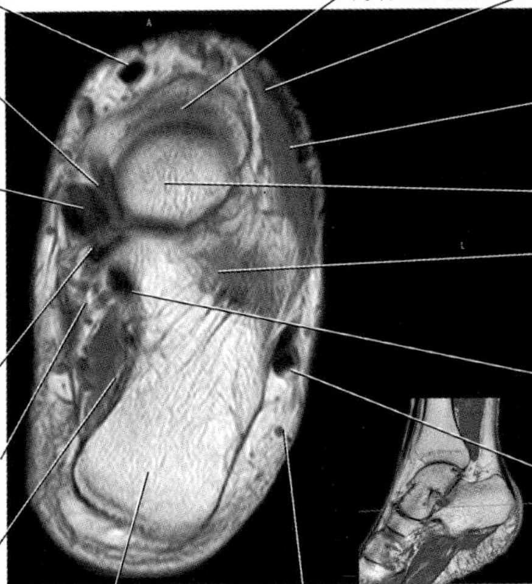
胫前肌腱
Anterior tibial muscle tendon
舟骨 Navicular
趾长伸肌腱
Extensor digitorum longus tendon
跟舟韧带
Calcaneonavicular ligament
趾短伸肌
Extensor digitorum brevis
胫骨后肌腱及副舟韧带
Tibialis posterior tendon and accessory navicular
距骨
Talus
跟距骨间韧带
Interossous talocalcaneal ligament
趾长屈肌腱
Flexor digitorum longus tendon
踇长屈肌腱
Flexor hallucls longus tendon
踇展肌
Abductor hallucis muscle
腓骨长肌腱及腓骨短肌腱
Peroneus longus tendon and peroneus brevis tendon
足底方肌
Quadratus plantae
Calcaneus 跟骨
腓肠神经 Sural nerve

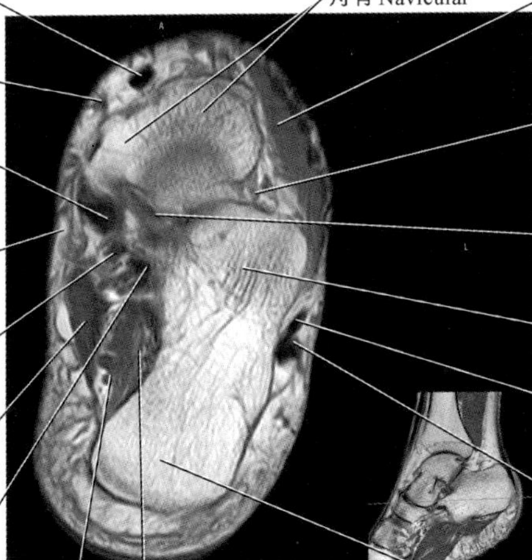
胫前肌腱
Anterior tibial muscle tendon
舟骨 Navicular
趾短伸肌
Extensor digitorum brevis muscle
大隐静脉
Greater saphenous vein
跟骰韧带
Plantar calcaneocuboid ligament
胫骨后肌腱
Tibialis posterior tendon
跟舟韧带
Calcaneonavicular ligament
屈肌支持带
Flexor retinaculum
趾长屈肌腱
Flexor digitorum longus tendon
跟骨
Calcaneus
腓骨短肌腱
Peroneus brevis tendon
踇展肌
Abductor hallucis muscle
腓骨长肌腱
Peroneus longus tendon
踇长屈肌腱
Flexor hallucls longus tendon
足底外侧动脉及神经
Lateral plantar artery and nerve
足底方肌 Quadratus plantae
跟骨 Calcaneus

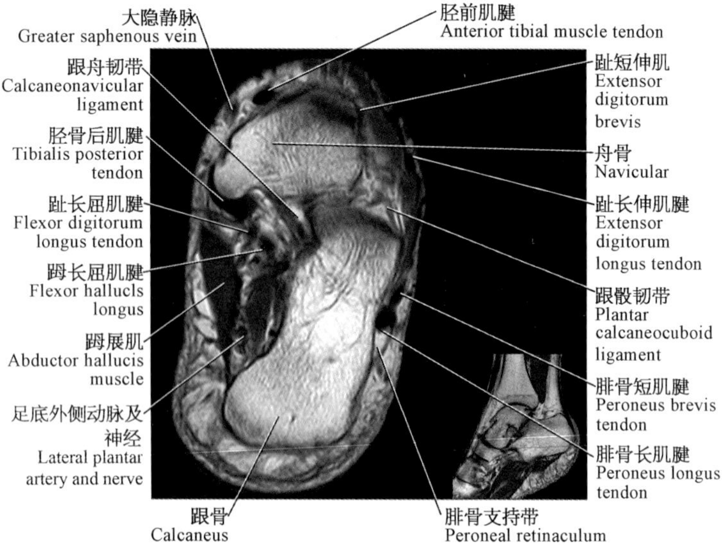
大隐静脉
Greater saphenous vein
跟舟韧带
Calcaneonavicular ligament
胫骨后肌腱
Tibialis posterior tendon
趾长屈肌腱
Flexor digitorum longus tendon
踇长屈肌腱
Flexor hallucls longus
踇展肌
Abductor hallucis muscle
足底外侧动脉及神经
Lateral plantar artery and nerve
跟骨
Calcaneus
胫前肌腱
Anterior tibial muscle tendon
趾短伸肌
Extensor digitorum brevis
舟骨
Navicular
趾长伸肌腱
Extensor digitorum longus tendon
跟骰韧带
Plantar calcaneocuboid ligament
腓骨短肌腱
Peroneus brevis tendon
腓骨长肌腱
Peroneus longus tendon
腓骨支持带
Peroneal retinaculum

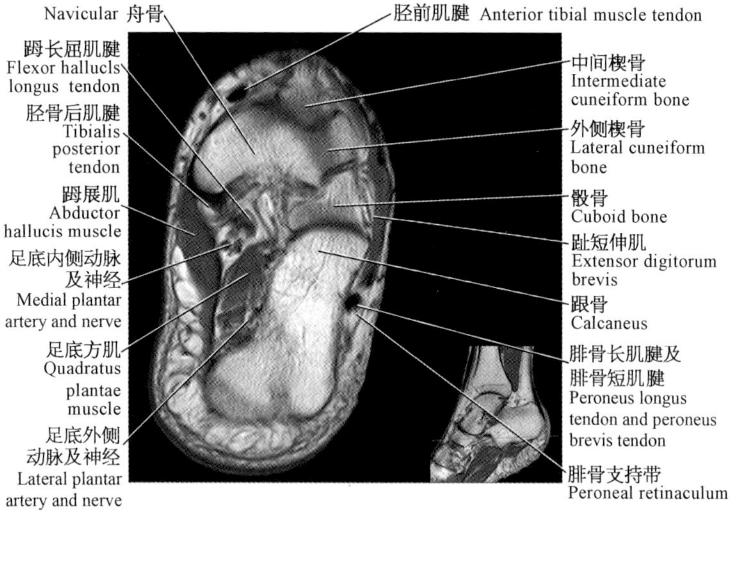
Navicular 舟骨
踇长屈肌腱
Flexor hallucls longus tendon
胫骨后肌腱
Tibialis posterior tendon
踇展肌
Abductor hallucis muscle
足底内侧动脉及神经
Medial plantar artery and nerve
足底方肌
Quadratus plantae muscle
足底外侧动脉及神经
Lateral plantar artery and nerve
胫前肌腱 Anterior tibial muscle tendon
中间楔骨
Intermediate cuneiform bone
外侧楔骨
Lateral cuneiform bone
骰骨
Cuboid bone
趾短伸肌
Extensor digitorum brevis
跟骨
Calcaneus
腓骨长肌腱及腓骨短肌腱
Peroneus longus tendon and peroneus brevis tendon
腓骨支持带
Peroneal retinaculum

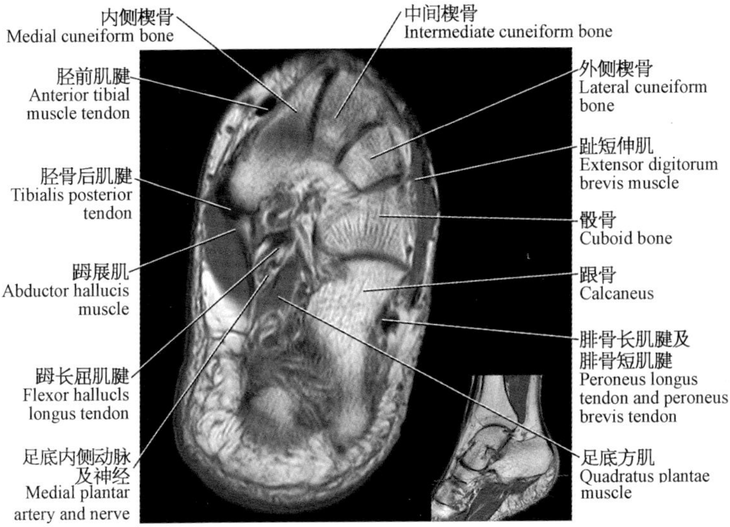
内侧楔骨
Medial cuneiform bone
中间楔骨
Intermediate cuneiform bone
胫前肌腱
Anterior tibial muscle tendon
外侧楔骨
Lateral cuneiform bone
趾短伸肌
Extensor digitorum brevis muscle
胫骨后肌腱
Tibialis posterior tendon
骰骨
Cuboid bone
跗展肌
Abductor hallucis muscle
跟骨
Calcaneus
腓骨长肌腱及腓骨短肌腱
Peroneus longus tendon and peroneus brevis tendon
跗长屈肌腱
Flexor hallucls longus tendon
足底内侧动脉及神经
Medial plantar artery and nerve
足底方肌
Quadratus plantae muscle

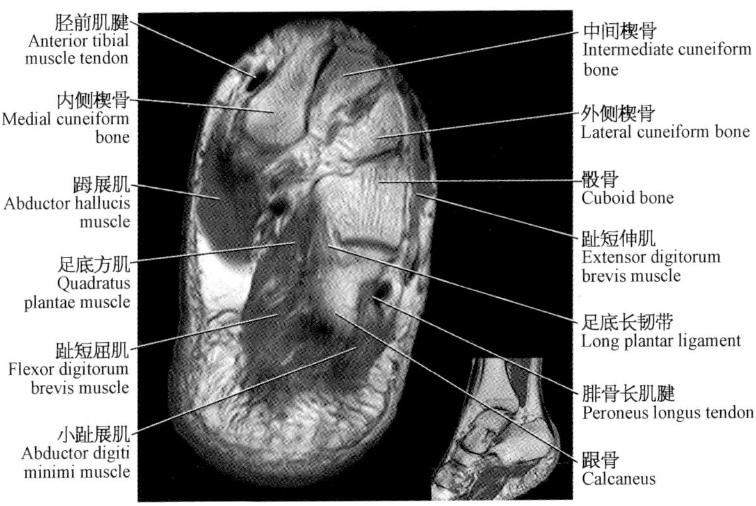
胫前肌腱
Anterior tibial muscle tendon
中间楔骨
Intermediate cuneiform bone
内侧楔骨
Medial cuneiform bone
外侧楔骨
Lateral cuneiform bone
跗展肌
Abductor hallucis muscle
骰骨
Cuboid bone
趾短伸肌
Extensor digitorum brevis muscle
足底方肌
Quadratus plantae muscle
足底长韧带
Long plantar ligament
趾短屈肌
Flexor digitorum brevis muscle
腓骨长肌腱
Peroneus longus tendon
小趾展肌
Abductor digiti minimi muscle
跟骨
Calcaneus

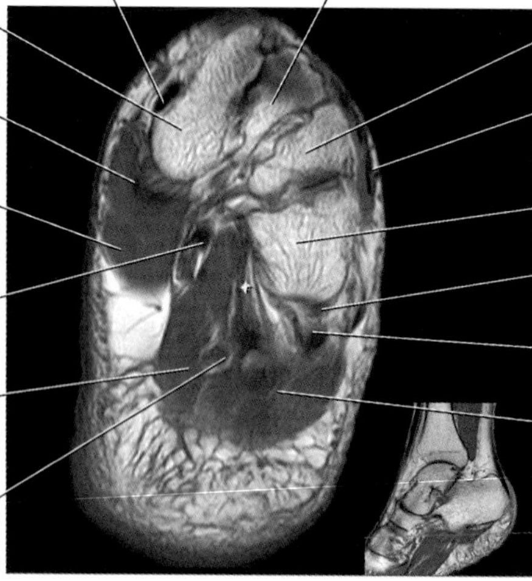
胫前肌腱
Anterior tibial muscle tendon
中间楔骨
Intermediate cuneiform bone
内侧楔骨
Medial cuneiform bone
外侧楔骨
Lateral cuneiform bone
踇短屈肌
Flexor hallucls brevis muscle
趾短伸肌
Extensor digitorum brevis muscle
踇展肌
Abductor hallucis muscle
骰骨
Cuboid bone
踇长屈肌腱
Flexor hallucls longus tendon
腓骨短肌腱
Peroneus brevis tendon
腓骨长肌腱
Peroneus longus
趾短屈肌
Flexor digitorum brevis muscle
小趾展肌
Abductor digiti minimi muscle
足底外侧动脉及神经
Lateral plantar artery and nerve

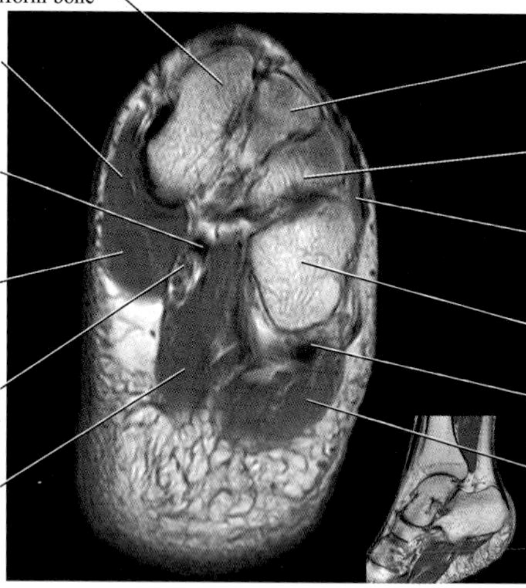
内侧楔骨
Medial cuneiform bone
踇短屈肌
Flexor hallucls brevis muscle
中间楔骨
Intermediate cuneiform bone
踇长屈肌腱
Flexor hallucls longus tendon
外侧楔骨
Lateral cuneiform bone
趾短伸肌
Extensor digitorum brevis muscle
踇展肌
Abductor hallucis muscle
骰骨
Cuboid bone
足底内侧动脉及神经
Medial plantar artery and nerve
腓骨长肌腱
Peroneus longus tendon
趾短屈肌
Flexor digitorum brevis muscle
小趾展肌
Abductor digiti minimi muscle

踝关节磁共振图谱

（矢状位）

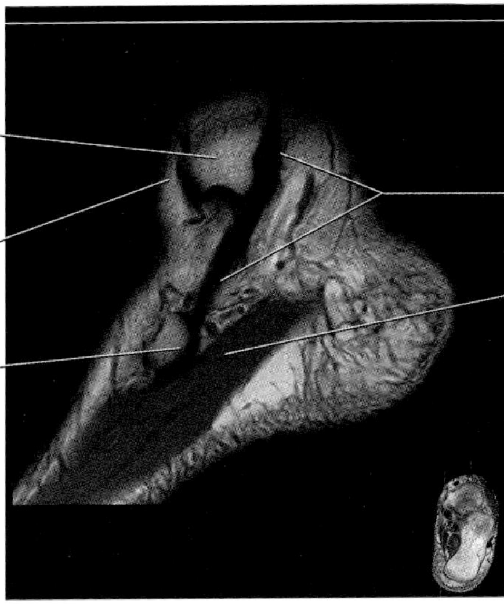
内踝
Medial malleolus
胫舟韧带
Tibionavicular ligament
舟骨
Navicular
胫骨后肌腱
Tibialis posterior tendon
踇展肌 Abductor hallucis muscle

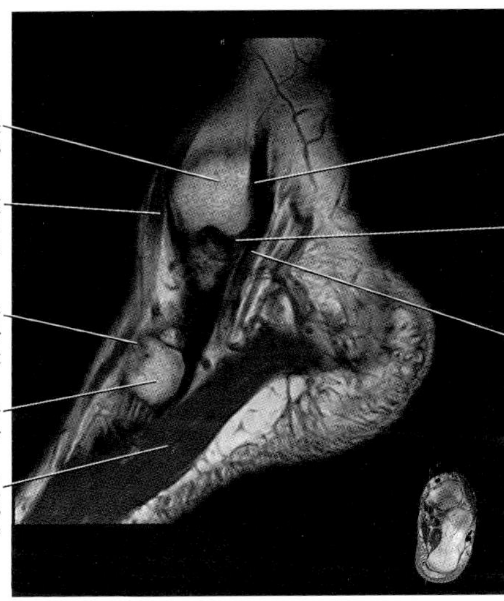
内踝
Medial malleolus
胫前肌腱
Anterior tibial muscle tendon
胫舟韧带
Tibionavicular ligament
舟骨
Navicular
踇展肌
Abductor hallucis muscle
胫骨后肌腱
Tibialis posterior tendon
胫距后韧带
Posterior talotibial ligament
趾长屈肌腱
Flexor digitorum longus tendon

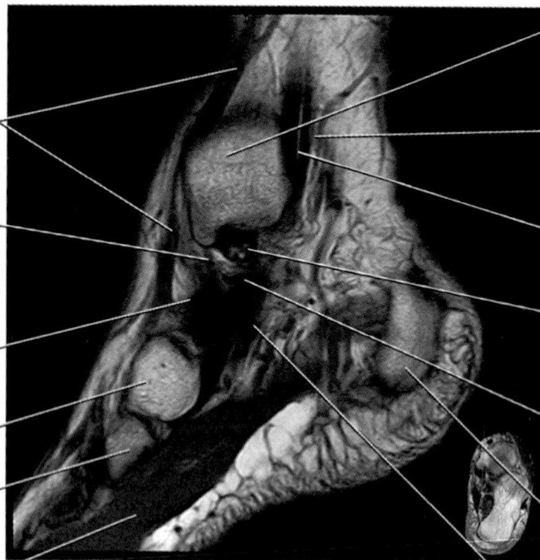
胫前肌腱
Anterior tibial muscle tendon
胫距前韧带
Anterior talotibial ligament
胫舟韧带
Tibionavicular ligament
舟骨
Navicular
内侧楔骨
Medial cuneiform bone
踇展肌
Abductor hallucis muscle
内踝
Medial malleolus
趾长屈肌腱
Flexor digitorum longus tendon
胫骨后肌腱 Tibialis posterior tendon
胫距后韧带
Posterior talotibial ligament
跟舟韧带
Calcaneonavicular ligament
跟骨
Calcaneus
胫骨后肌腱
Tibialis posterior tendon

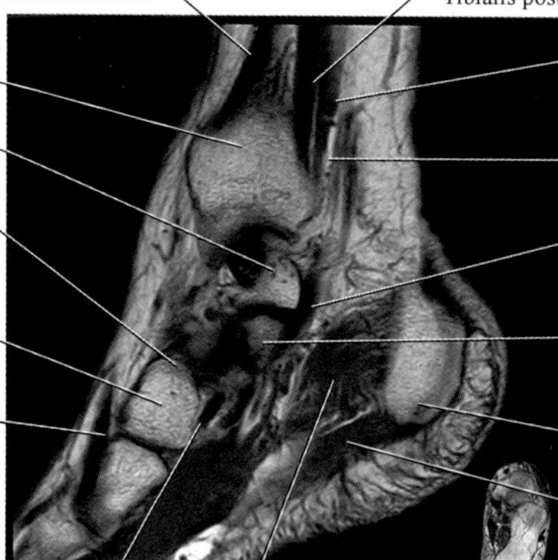
胫前肌腱
Anterior tibial muscle tendon
胫骨后肌腱
Tibialis posterior tendon
内踝 Medial malleolus
距骨
Talus
胫舟韧带
Tibionavicular ligament
舟骨
Navicular
踇长伸肌腱
Extensor hallucis longus tendon
趾长屈肌腱
Flexor digitorum longus tendon
胫后动脉
Posterior tibial artery
趾长屈肌腱
Flexor digitorum longus tendon
载距突
Sustentaclum tail
跟骨
Calcaneus
趾短屈肌
Flexor digitorum brevis muscle
胫骨后肌腱
Tibialis posterior tendon
足底方肌
Quadratus plantae muscle

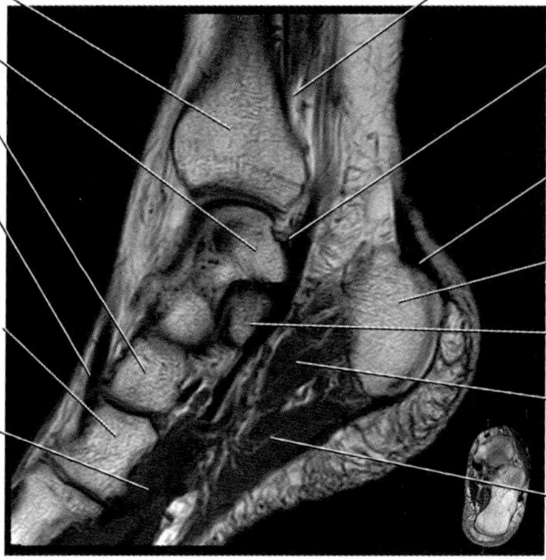
内踝 Medial malleolus
距骨 Talus
舟骨 Navicular
踇长伸肌腱 Extensor hallucis longus tendon
内侧楔骨 Medial cuneiform bone
踇展肌 Abductor hallucis muscle
胫骨后肌腱 Tibialis posterior tendon
踇长屈肌腱 Flexor hallucls longus tendon
跟腱 Achilles tendon
跟骨 Calcaneus
载距突 Sustentaclum tail
足底方肌 Quadratus plantae muscle
趾短屈肌 Flexor digitorum brevis muscle

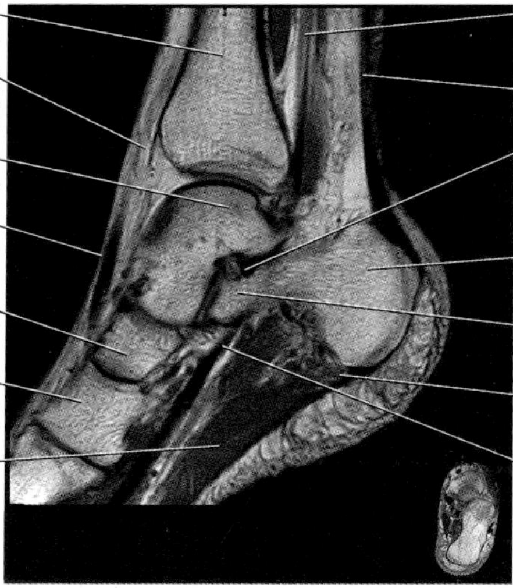
内踝 Medial malleolus
胫距前韧带 Anterior talotibial ligament
距骨 Talus
踇长伸肌腱 Extensor hallucis longus tendon
舟骨 Navicular
内侧楔骨 Medial cuneiform bone
趾短屈肌 Flexor digitorum brevis muscle
踇长屈肌腱 Flexor hallucls longus tendon
跟腱 Achilles tendon
跟距骨间韧带 Interossous talocalcaneal ligament
跟骨 Calcaneus
载距突 Sustentaclum tail
足底腱膜 Plantar aponeurosis
踇长屈肌腱 Flexor hallucls longus tendon

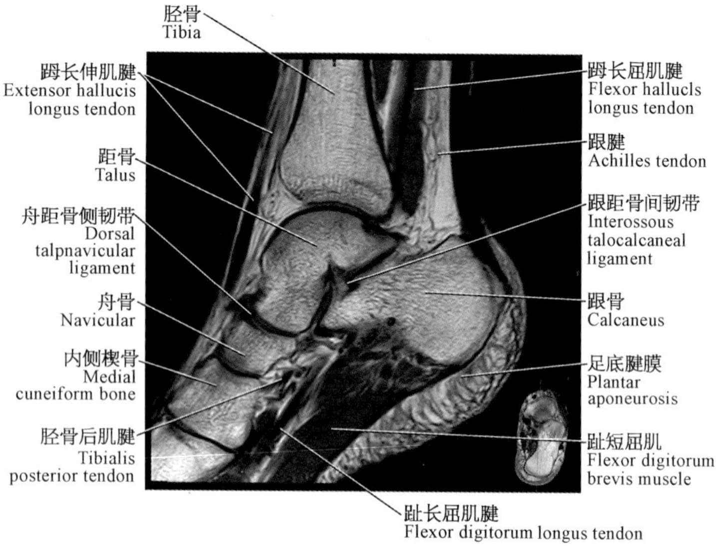
胫骨
Tibia
踇长伸肌腱
Extensor hallucis longus tendon
距骨
Talus
舟距骨侧韧带
Dorsal talpnavicular ligament
舟骨
Navicular
内侧楔骨
Medial cuneiform bone
胫骨后肌腱
Tibialis posterior tendon
踇长屈肌腱
Flexor hallucls longus tendon
跟腱
Achilles tendon
跟距骨间韧带
Interossous talocalcaneal ligament
跟骨
Calcaneus
足底腱膜
Plantar aponeurosis
趾短屈肌
Flexor digitorum brevis muscle
趾长屈肌腱
Flexor digitorum longus tendon

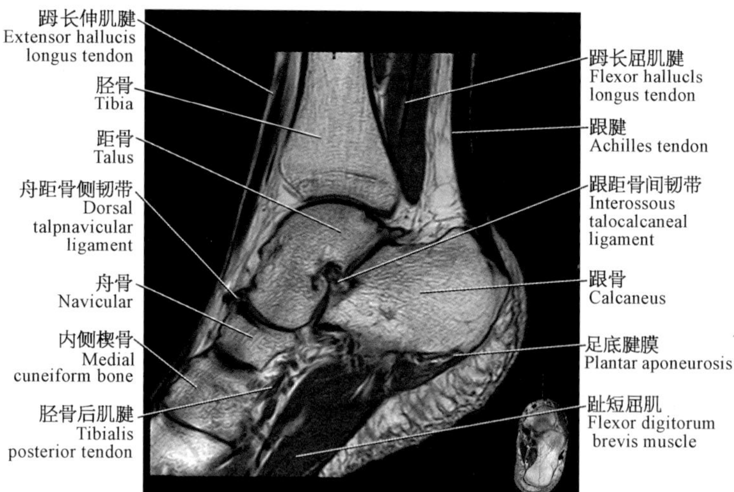
踇长伸肌腱
Extensor hallucis longus tendon
胫骨
Tibia
距骨
Talus
舟距骨侧韧带
Dorsal talpnavicular ligament
舟骨
Navicular
内侧楔骨
Medial cuneiform bone
胫骨后肌腱
Tibialis posterior tendon
踇长屈肌腱
Flexor hallucls longus tendon
跟腱
Achilles tendon
跟距骨间韧带
Interossous talocalcaneal ligament
跟骨
Calcaneus
足底腱膜
Plantar aponeurosis
趾短屈肌
Flexor digitorum brevis muscle

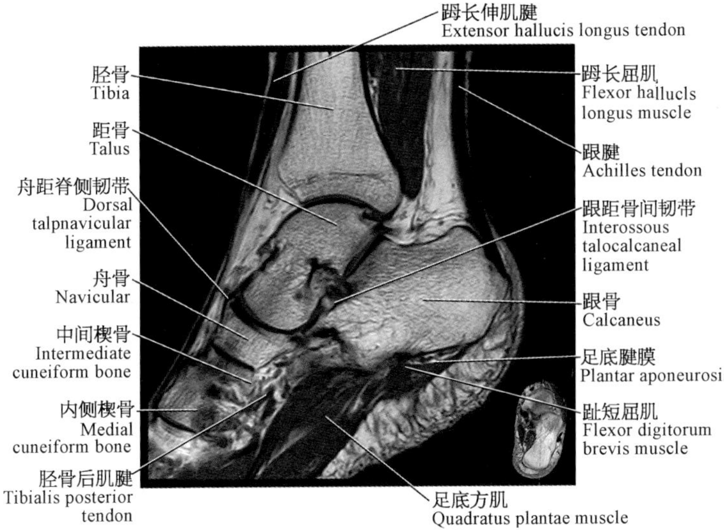
踇长伸肌腱
Extensor hallucis longus tendon
胫骨
Tibia
距骨
Talus
舟距脊侧韧带
Dorsal talpnavicular ligament
舟骨
Navicular
中间楔骨
Intermediate cuneiform bone
内侧楔骨
Medial cuneiform bone
胫骨后肌腱
Tibialis posterior tendon
踇长屈肌
Flexor hallucls longus muscle
跟腱
Achilles tendon
跟距骨间韧带
Interossous talocalcaneal ligament
跟骨
Calcaneus
足底腱膜
Plantar aponeurosis
趾短屈肌
Flexor digitorum brevis muscle
足底方肌
Quadratus plantae muscle

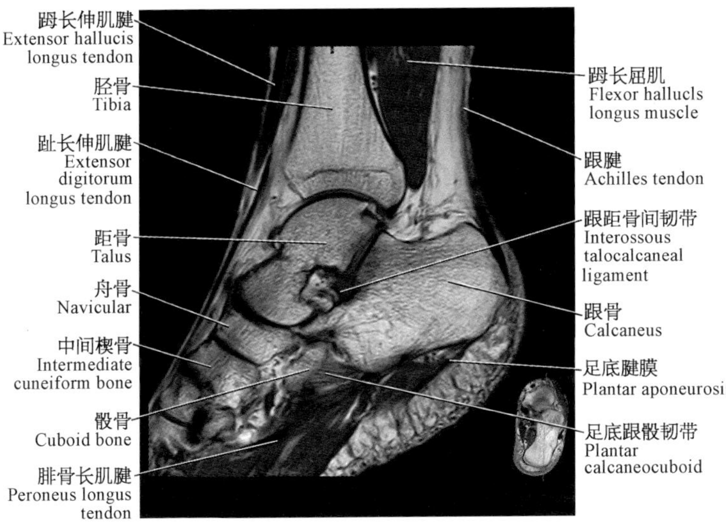
踇长伸肌腱
Extensor hallucis longus tendon
胫骨
Tibia
趾长伸肌腱
Extensor digitorum longus tendon
距骨
Talus
舟骨
Navicular
中间楔骨
Intermediate cuneiform bone
骰骨
Cuboid bone
腓骨长肌腱
Peroneus longus tendon
踇长屈肌
Flexor hallucls longus muscle
跟腱
Achilles tendon
跟距骨间韧带
Interossous talocalcaneal ligament
跟骨
Calcaneus
足底腱膜
Plantar aponeurosis
足底跟骰韧带
Plantar calcaneocuboid

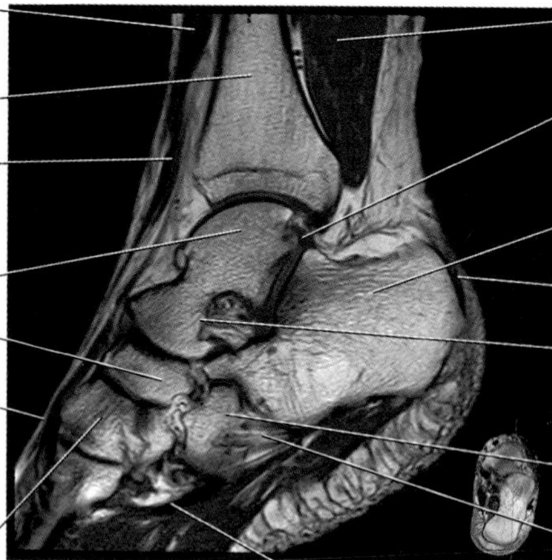

踇长伸肌腱
Extensor hallucis longus tendon
胫骨
Tibia
趾长伸肌腱
Extensor digitorum longus tendon
距骨
Talus
舟骨
Navicular
趾长伸肌腱
Extensor digitorum longus tendon
中间楔骨
Intermediate cuneiform bone
踇长屈肌
Flexor hallucls longus muscle
距腓后韧带
Posterior talofibular ligament
跟骨
Calcaneus
跟腱
Achilles tendon
跟距骨间韧带
Interossous talocalcaneal ligament
骰骨
Cuboid bone
足底跟骰韧带
Plantar calcaneocuboid
腓骨长肌腱
Peroneus longus tendon

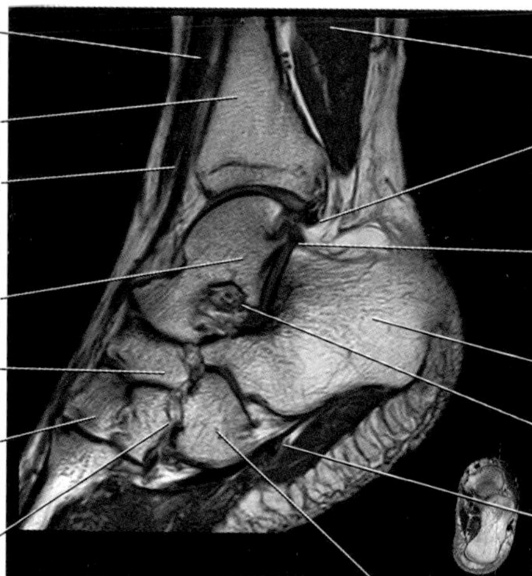

踇长伸肌腱
Extensor hallucis longus tendon
胫骨
Tibia
趾长伸肌腱
Extensor digitorum longus tendon
距骨
Talus
舟骨
Navicular
中间楔骨
Intermediate cuneiform bone
外侧楔骨
Lateral cuneiform bone
踇长屈肌
Flexor hallucls longus muscle
胫腓横韧带
Transverse tibiofibular ligament
距腓后韧带
Posterior talofibular ligament
跟骨
Calcaneus
颈韧带
Cervical ligament
腓骨长肌腱
Peroneus longus tendon
骰骨
Cuboid bone

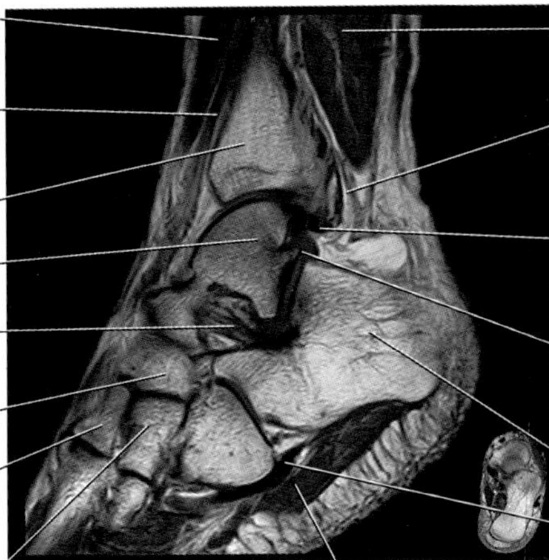
趾长伸肌腱
Extensor digitorum longus tendon
第3腓骨肌
Peroneus tertius muscle
胫骨
Tibia
距骨
Talus
颈韧带
Cervical ligament
舟骨
Navicular
中间楔骨
Intermediate cuneiform bone
外侧楔骨
Lateral cuneiform bone
小趾展肌
Abductor digiti minimi muscle
踇长屈肌
Flexor hallucls longus muscle
胫腓后下韧带
Posterior inferior tibiofibular ligament
胫腓横韧带
Transverse tibiofibular ligament
距腓后韧带
Posterior talofibular ligament
跟骨
Calcaneus
腓骨长肌腱
Peroneus longus tendon

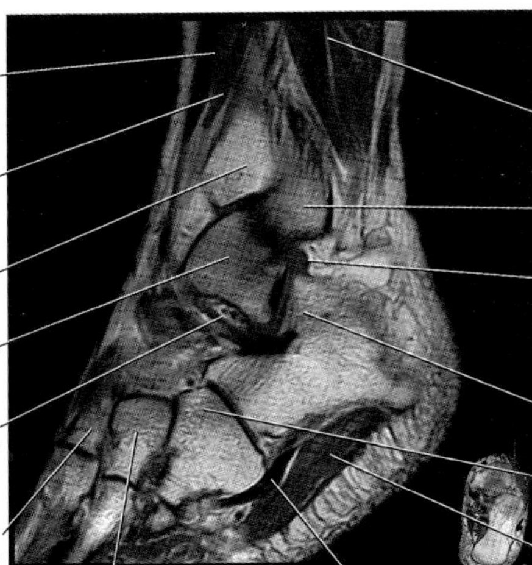
趾长伸肌腱
Extensor digitorum longus tendon
第3腓骨肌
Peroneus tertius muscle
胫骨
Tibia
距骨
Talus
伸肌下支持带
Inferior extensor retinaculum
中间楔骨
Intermediate cuneiform bone
外侧楔骨
Lateral cuneiform bone
腓骨长肌腱
Peroneus longus tendon
踇长屈肌
Flexor hallucls longus muscle
腓骨
Fibula
距腓后韧带
Posterior talofibular ligament
跟骨
Calcaneus
骰骨
Cuboid bone
小趾展肌
Abductor digiti minimi muscle

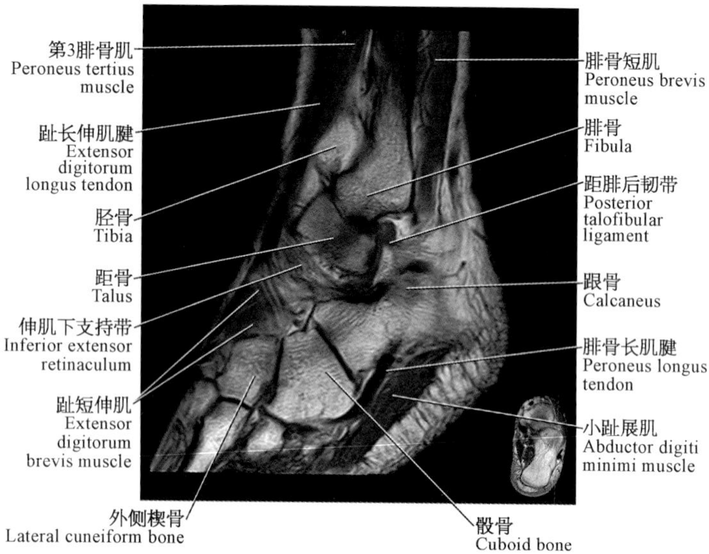
第3腓骨肌
Peroneus tertius muscle
趾长伸肌腱
Extensor digitorum longus tendon
胫骨
Tibia
距骨
Talus
伸肌下支持带
Inferior extensor retinaculum
趾短伸肌
Extensor digitorum brevis muscle
外侧楔骨
Lateral cuneiform bone
腓骨短肌
Peroneus brevis muscle
腓骨
Fibula
距腓后韧带
Posterior talofibular ligament
跟骨
Calcaneus
腓骨长肌腱
Peroneus longus tendon
小趾展肌
Abductor digiti minimi muscle
骰骨
Cuboid bone

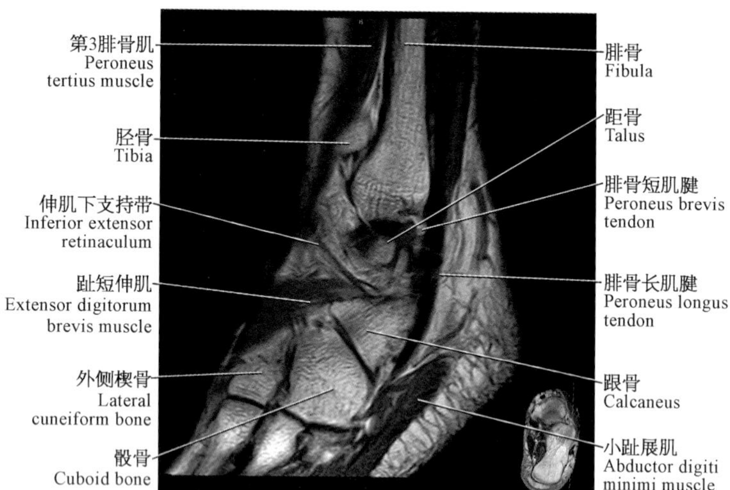
第3腓骨肌
Peroneus tertius muscle
胫骨
Tibia
伸肌下支持带
Inferior extensor retinaculum
趾短伸肌
Extensor digitorum brevis muscle
外侧楔骨
Lateral cuneiform bone
骰骨
Cuboid bone
腓骨
Fibula
距骨
Talus
腓骨短肌腱
Peroneus brevis tendon
腓骨长肌腱
Peroneus longus tendon
跟骨
Calcaneus
小趾展肌
Abductor digiti minimi muscle

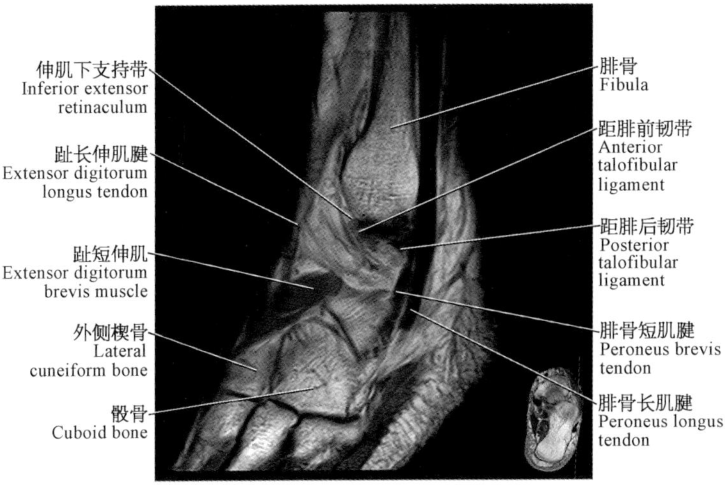
伸肌下支持带
Inferior extensor retinaculum
趾长伸肌腱
Extensor digitorum longus tendon
趾短伸肌
Extensor digitorum brevis muscle
外侧楔骨
Lateral cuneiform bone
骰骨
Cuboid bone
腓骨
Fibula
距腓前韧带
Anterior talofibular ligament
距腓后韧带
Posterior talofibular ligament
腓骨短肌腱
Peroneus brevis tendon
腓骨长肌腱
Peroneus longus tendon

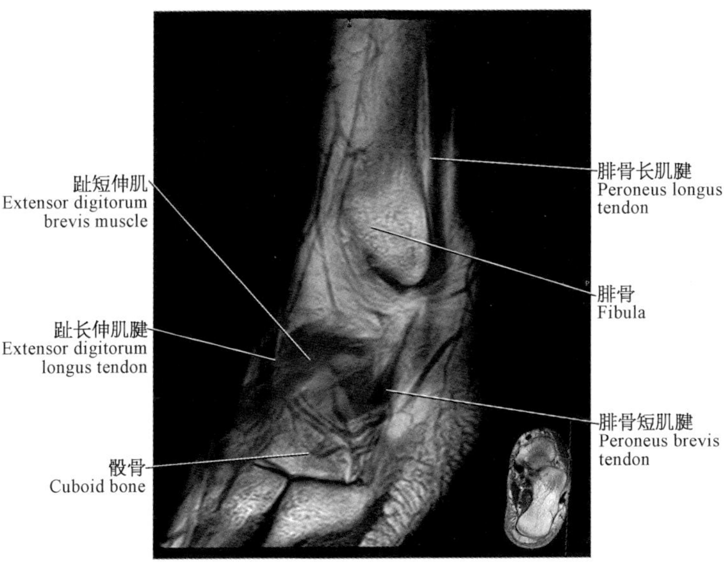
趾短伸肌
Extensor digitorum brevis muscle
趾长伸肌腱
Extensor digitorum longus tendon
骰骨
Cuboid bone
腓骨长肌腱
Peroneus longus tendon
腓骨
Fibula
腓骨短肌腱
Peroneus brevis tendon

肩关节磁共振图谱

（冠状位）

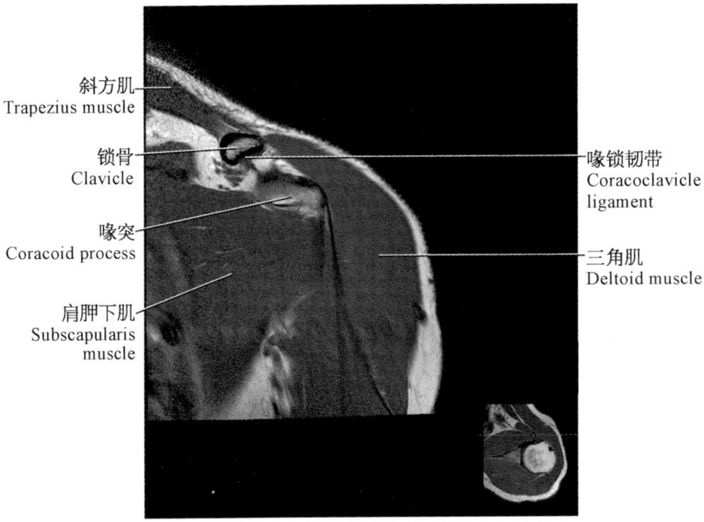
斜方肌
Trapezius muscle
锁骨
Clavicle
喙突
Coracoid process
肩胛下肌
Subscapularis muscle
喙锁韧带
Coracoclavicle ligament
三角肌
Deltoid muscle

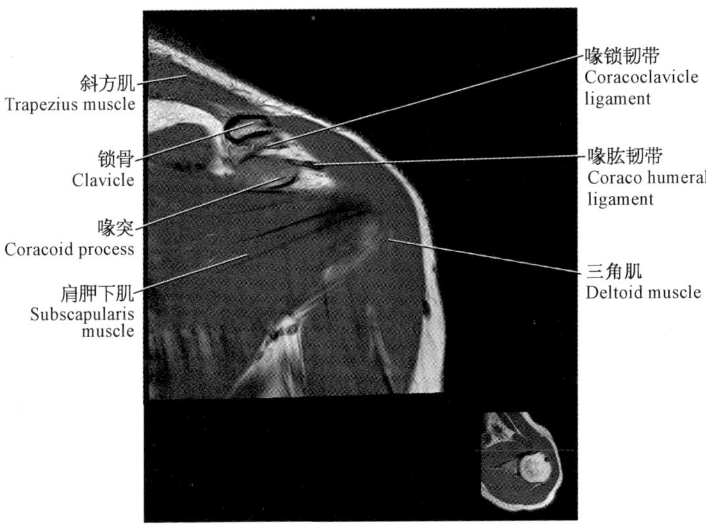
斜方肌
Trapezius muscle
锁骨
Clavicle
喙突
Coracoid process
肩胛下肌
Subscapularis muscle
喙锁韧带
Coracoclavicle ligament
喙肱韧带
Coraco humeral ligament
三角肌
Deltoid muscle

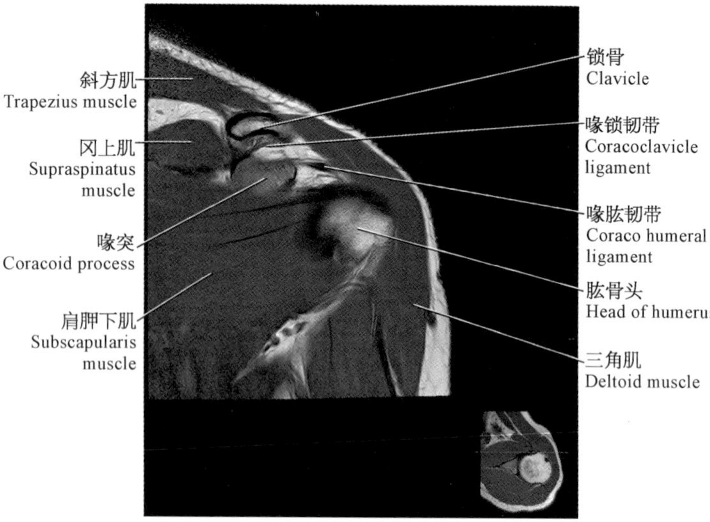
斜方肌
Trapezius muscle
冈上肌
Supraspinatus muscle
喙突
Coracoid process
肩胛下肌
Subscapularis muscle
锁骨
Clavicle
喙锁韧带
Coracoclavicle ligament
喙肱韧带
Coraco humeral ligament
肱骨头
Head of humerus
三角肌
Deltoid muscle

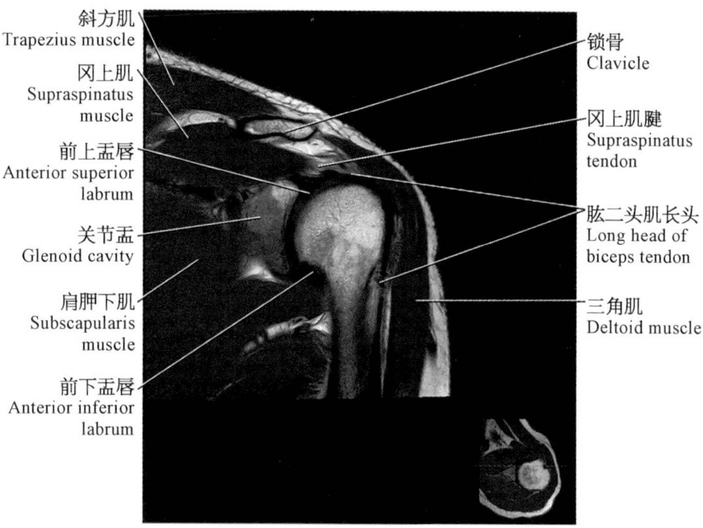
斜方肌
Trapezius muscle
冈上肌
Supraspinatus muscle
前上盂唇
Anterior superior labrum
关节盂
Glenoid cavity
肩胛下肌
Subscapularis muscle
前下盂唇
Anterior inferior labrum
锁骨
Clavicle
冈上肌腱
Supraspinatus tendon
肱二头肌长头
Long head of biceps tendon
三角肌
Deltoid muscle

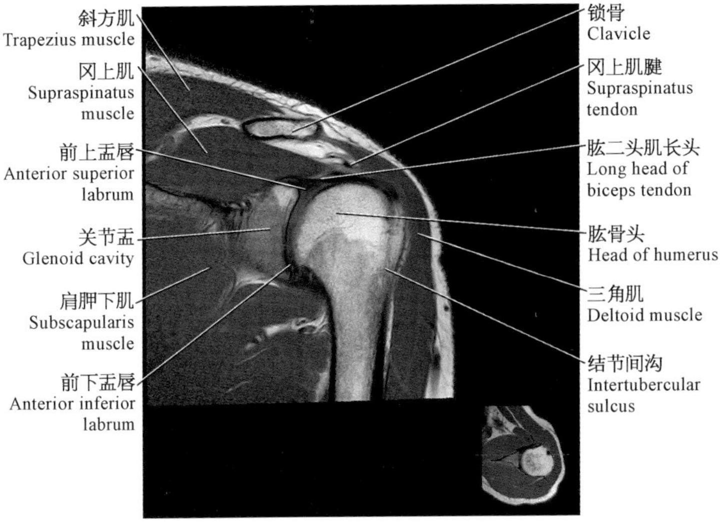
斜方肌
Trapezius muscle
冈上肌
Supraspinatus muscle
前上盂唇
Anterior superior labrum
关节盂
Glenoid cavity
肩胛下肌
Subscapularis muscle
前下盂唇
Anterior inferior labrum
锁骨
Clavicle
冈上肌腱
Supraspinatus tendon
肱二头肌长头
Long head of biceps tendon
肱骨头
Head of humerus
三角肌
Deltoid muscle
结节间沟
Intertubercular sulcus

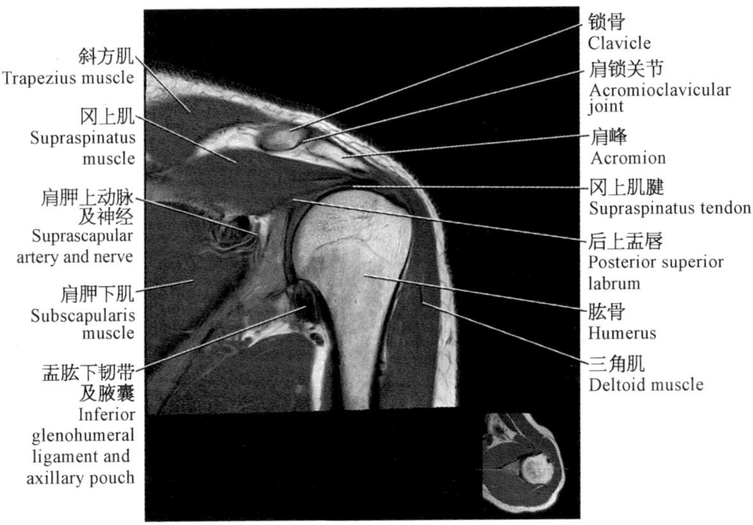
斜方肌
Trapezius muscle
冈上肌
Supraspinatus muscle
肩胛上动脉及神经
Suprascapular artery and nerve
肩胛下肌
Subscapularis muscle
盂肱下韧带及腋囊
Inferior glenohumeral ligament and axillary pouch
锁骨
Clavicle
肩锁关节
Acromioclavicular joint
肩峰
Acromion
冈上肌腱
Supraspinatus tendon
后上盂唇
Posterior superior labrum
肱骨
Humerus
三角肌
Deltoid muscle

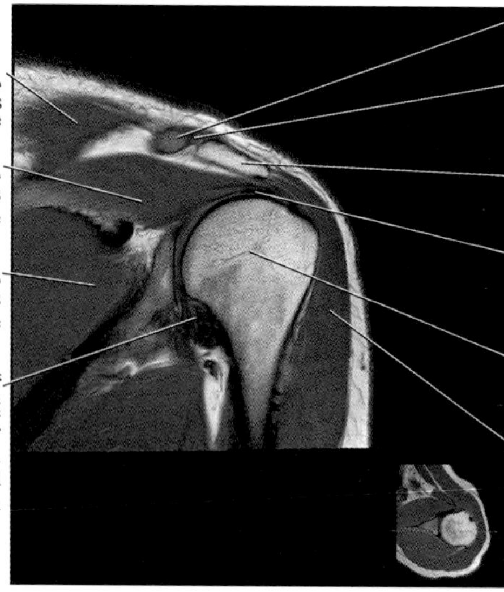
斜方肌
Trapezius muscle
冈上肌
Subscapularis muscle
肩胛下肌
Subscapularis muscle
盂肱下韧带及腋囊
Inferior glenohumeral ligament and axillary pouch
锁骨
Clavicle
肩锁关节
Acromioclavicular joint
肩峰
Acromion
冈上肌腱
Supraspinatus tendon
肱骨头
Head of humerus
三角肌
Deltoid muscle

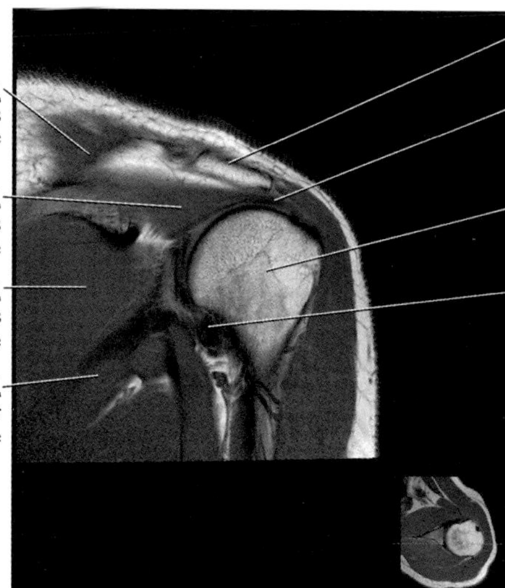
斜方肌
Trapezius muscle
冈上肌
Supraspinatus muscle
肩胛下肌
Subscapularis muscle
小圆肌
Teres minor muscle
肩峰
Acromion
冈上、下肌腱
Supra、infra spinatus tendon
肱骨
Humerus
盂肱下韧带及腋囊
Nferior glenohumeral ligament and axillary pouch

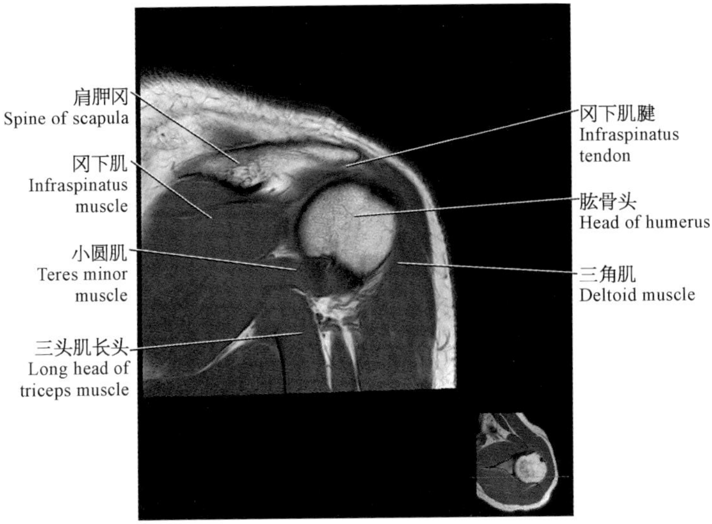
肩胛冈
Spine of scapula
冈下肌
Infraspinatus
muscle
小圆肌
Teres minor
muscle
三头肌长头
Long head of
triceps muscle
冈下肌腱
Infraspinatus
tendon
肱骨头
Head of humerus
三角肌
Deltoid muscle

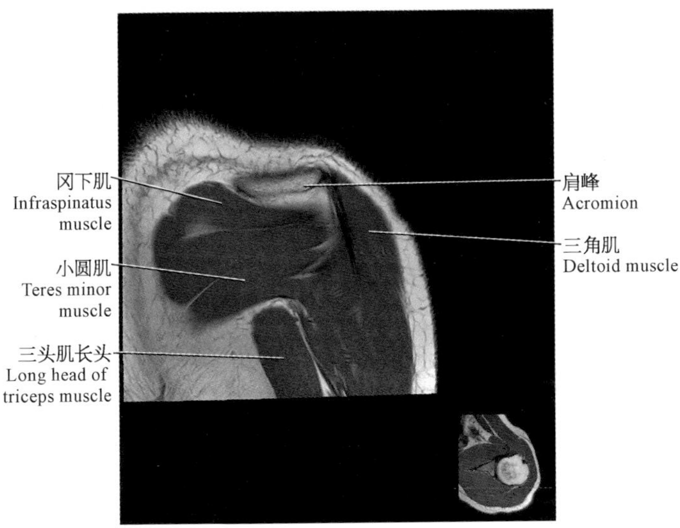
冈下肌
Infraspinatus
muscle
小圆肌
Teres minor
muscle
三头肌长头
Long head of
triceps muscle
肩峰
Acromion
三角肌
Deltoid muscle

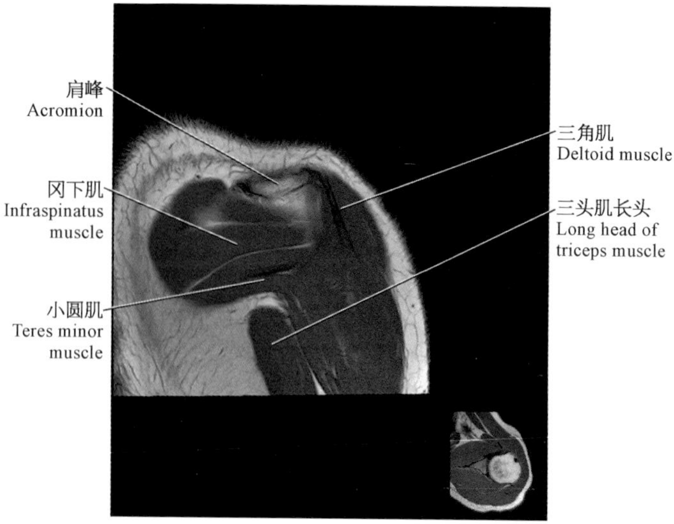
肩峰
Acromion
冈下肌
Infraspinatus muscle
小圆肌
Teres minor muscle
三角肌
Deltoid muscle
三头肌长头
Long head of triceps muscle

肩关节磁共振图谱

（横断位）

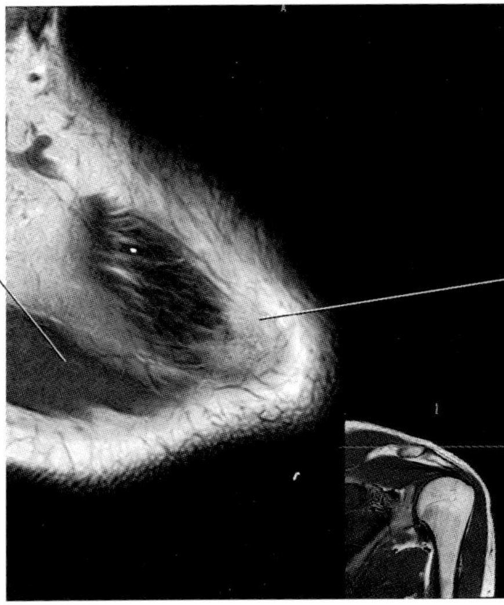
斜方肌
Trapezius muscle
锁骨
Clavicle

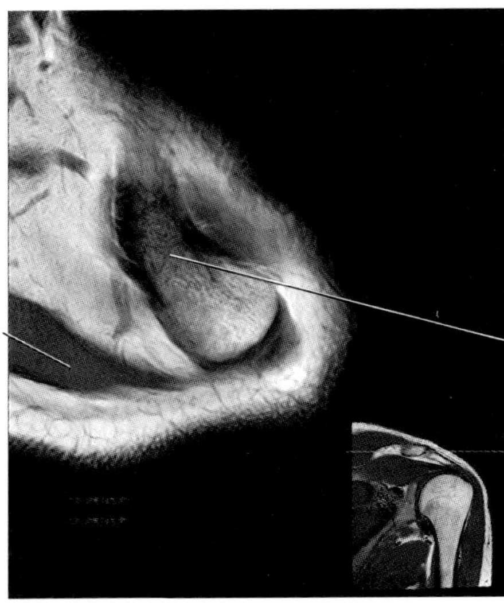
斜方肌
Trapezius muscle
锁骨
Clavicle

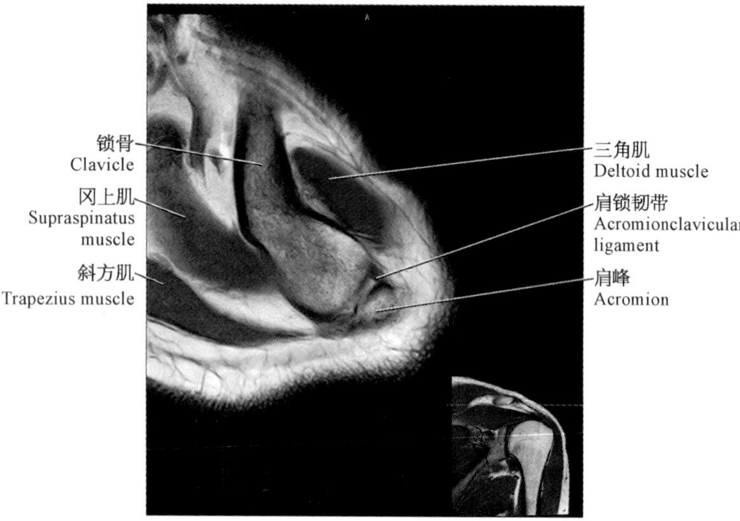
锁骨
Clavicle
冈上肌
Supraspinatus muscle
斜方肌
Trapezius muscle
三角肌
Deltoid muscle
肩锁韧带
Acromionclavicular ligament
肩峰
Acromion

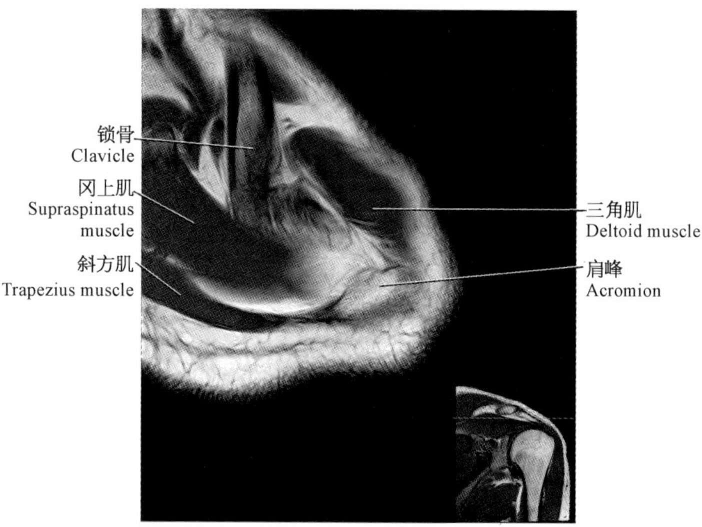
锁骨
Clavicle
冈上肌
Supraspinatus muscle
斜方肌
Trapezius muscle
三角肌
Deltoid muscle
肩峰
Acromion

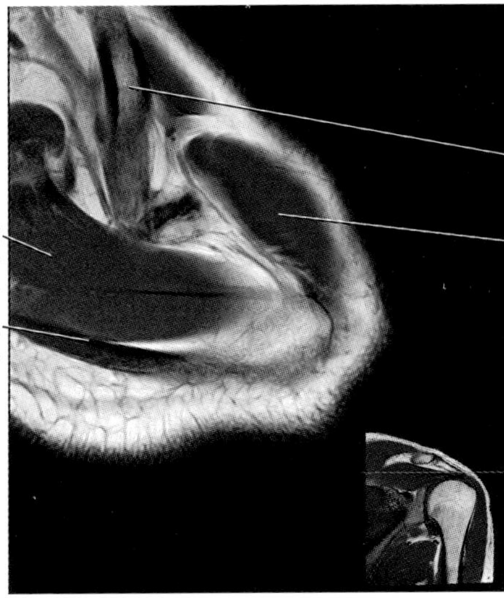
锁骨
Clavicle
冈上肌及肌腱
Supraspinatus muscle and tendon
三角肌
Deltoid muscle
斜方肌
Trapezius muscle

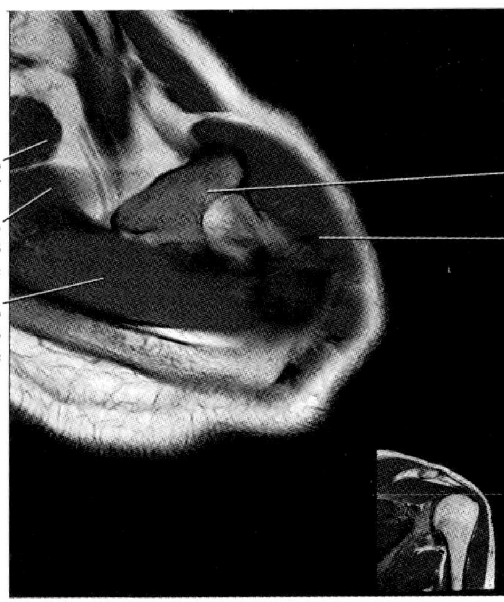
前锯肌
Serratus anterior
喙突
Coracoid process
肩胛下肌
Subscapularis muscle
三角肌
Deltoid muscle
冈上肌
Supraspinatus muscle

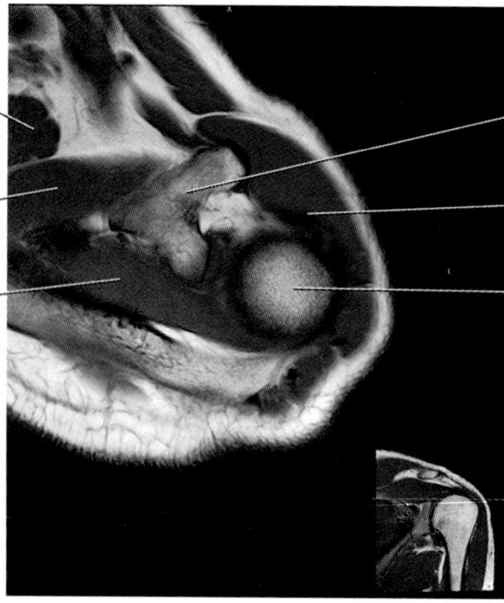
前锯肌
Serratus anterior
肩胛下肌
Subscapularis muscle
冈上肌
Supraspinatus muscle
喙突
Coracoid process
三角肌
Deltoid muscle
肱骨头
Head of humerus

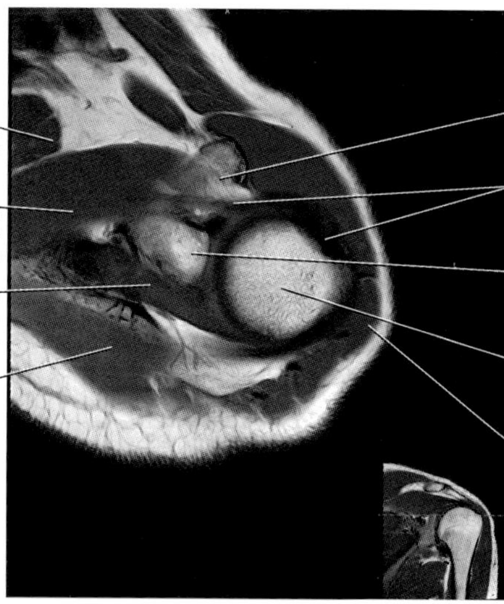
前锯肌
Serratus anterior
肩胛下肌
Subscapularis muscle
冈上肌
Supraspinatus muscle
冈下肌
Infraspinatus muscle
喙突
Coracoid process
肱二头肌长头
Long head of biceps tendon
关节盂
Glenoid
肱骨头
Head of humerus
三角肌
Deltoid muscle

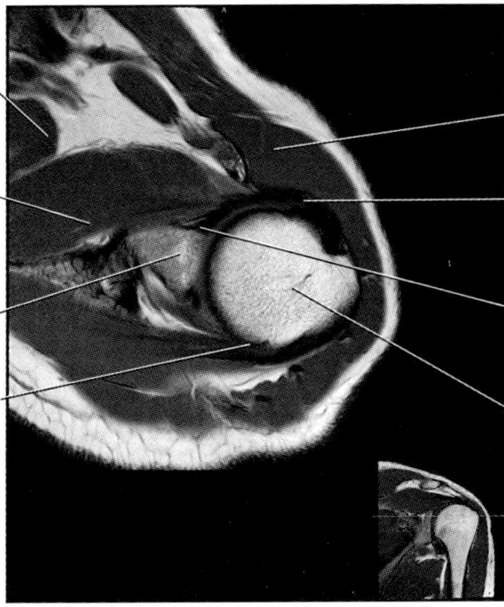
前锯肌
Serratus anterior muscle
肩胛下肌
Subscapularis muscle
关节盂
Glenoid
冈下肌及肌腱
Infraspinatus muscle and tendon
三角肌
Deltoid muscle
肱二头肌长头
Long head of biceps tendon
前上盂唇
Anterior superior labrum
肱骨头
Head of humerus

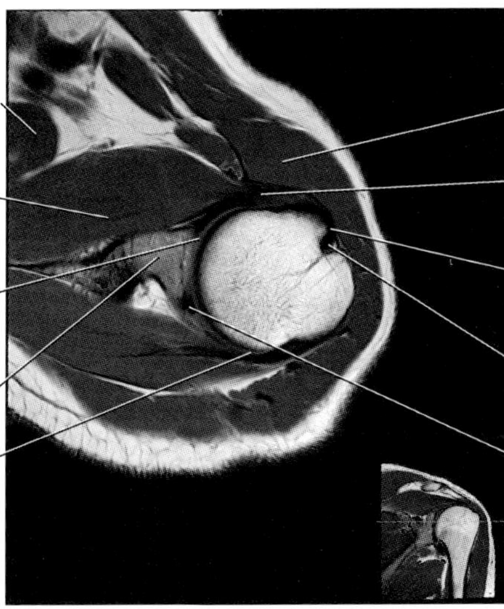
前锯肌
Serratus anterior muscle
肩胛下肌
Subscapularis muscle
前上盂唇
Anterior superior labrum
关节盂
Glenoid
冈下肌及肌腱
Infraspinatus muscle and tendon
三角肌
Deltoid muscle
肩胛下肌腱
Subscapularis tendon
肱二头肌长头
Long head of biceps tendon
结节间沟
Intertubercular sulcus
后上盂唇
Posterior superior labrum

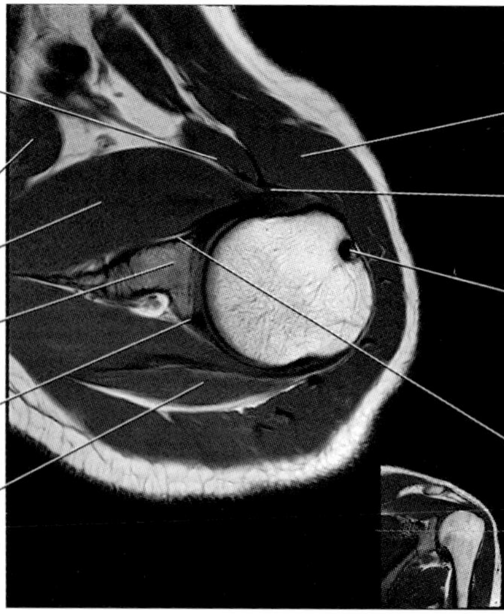
喙肱肌
Coracobrachialis muscle
前锯肌
Serratus anterior
肩胛下肌
Subscapularis muscle
关节盂
Glenoid
后上盂唇
Posterior superior labrum
小圆肌
Teres minor muscle
三角肌
Deltoid muscle
肩胛下肌腱
Subscapularis tendon
结节间沟及肱二头肌长头
Long head of biceps tendon and intertubercular sulcus
前上盂唇
Anterior superior labrum

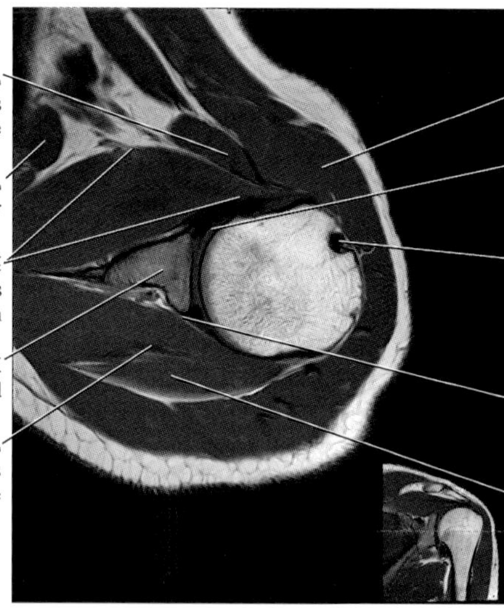
喙肱肌
Coracobrachialis muscle
前锯肌
Serratus anterior
肩胛下肌及肌腱
Subscapularis muscle and tendon
关节盂
Glenoid
冈下肌
Infraspinatus muscle
三角肌
Deltoid muscle
前上盂唇
Anterior superior labrum
结节间沟及肱二头肌长头
Long head of biceps tendon and intertubercular sulcus
后上盂唇
Posterior superior labrum
小圆肌
Teres minor muscle

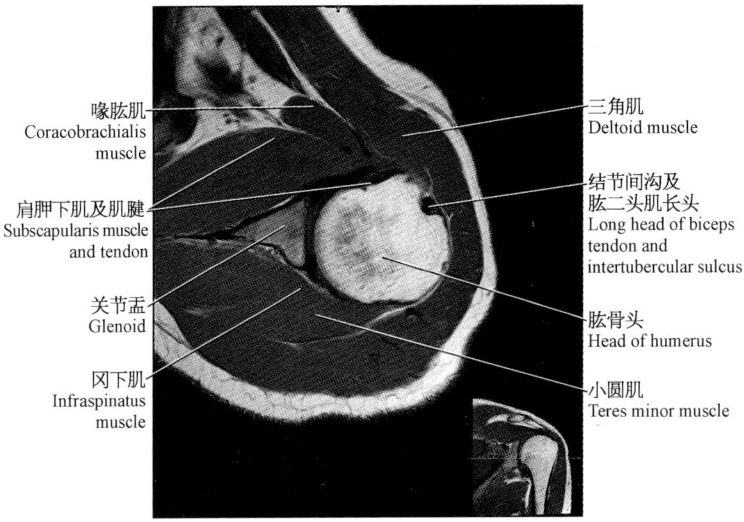
喙肱肌
Coracobrachialis muscle
肩胛下肌及肌腱
Subscapularis muscle and tendon
关节盂
Glenoid
冈下肌
Infraspinatus muscle
三角肌
Deltoid muscle
结节间沟及肱二头肌长头
Long head of biceps tendon and intertubercular sulcus
肱骨头
Head of humerus
小圆肌
Teres minor muscle

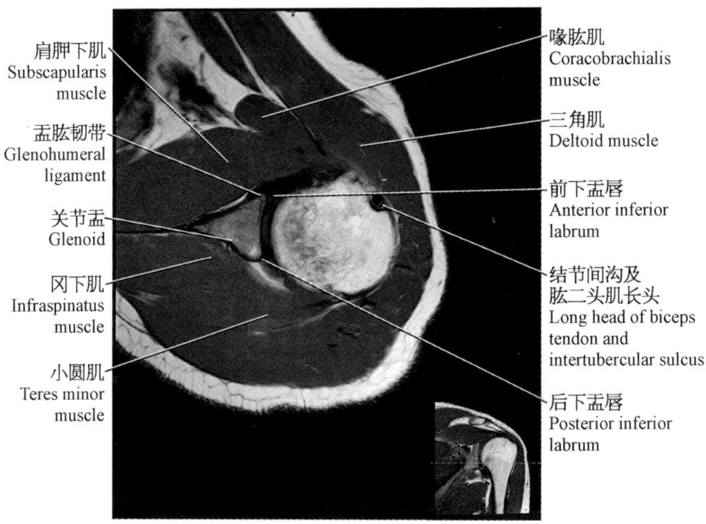
肩胛下肌
Subscapularis muscle
盂肱韧带
Glenohumeral ligament
关节盂
Glenoid
冈下肌
Infraspinatus muscle
小圆肌
Teres minor muscle
喙肱肌
Coracobrachialis muscle
三角肌
Deltoid muscle
前下盂唇
Anterior inferior labrum
结节间沟及肱二头肌长头
Long head of biceps tendon and intertubercular sulcus
后下盂唇
Posterior inferior labrum

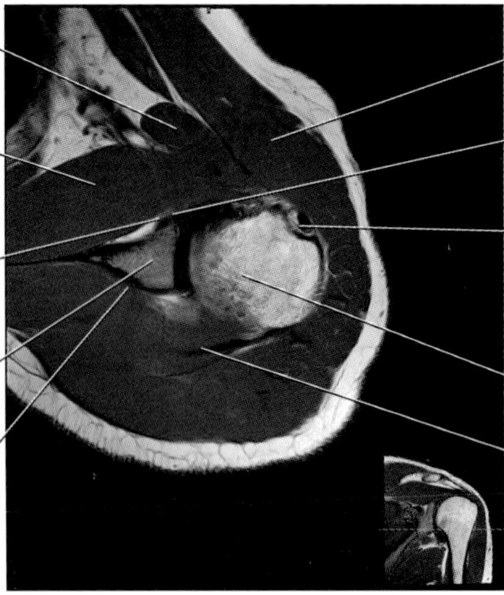
喙肱肌
Coracobrachialis muscle
肩胛下肌
Subscapularis muscle
盂肱韧带
Glenohumeral ligament
关节盂
Glenoid
冈下肌
Infraspinatus muscle
三角肌
Deltoid muscle
前下盂唇
Anterior inferior labrum
结节间沟及肱二头肌长头
Long head of biceps tendon and intertubercular sulcus
肱骨头
Head of humerus
小圆肌及肌腱
Teres minor muscle and ligament

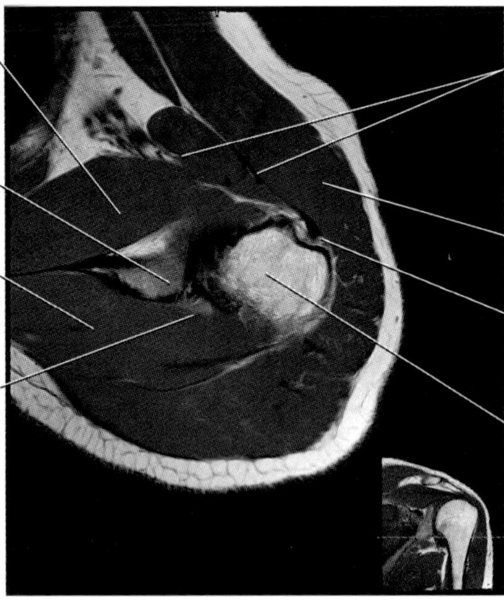
肩胛下肌
Subscapularis muscle
下关节盂
Inferior glenoid
冈下肌
Infraspinatus muscle
小圆肌
Teres minor muscle
喙肱肌及肱二头肌短头
Coracobrachialis muscle and short head of biceps tendon
三角肌
Deltoid muscle
肱二头肌长头
Long head of biceps tendon
肱骨头
Head of humerus

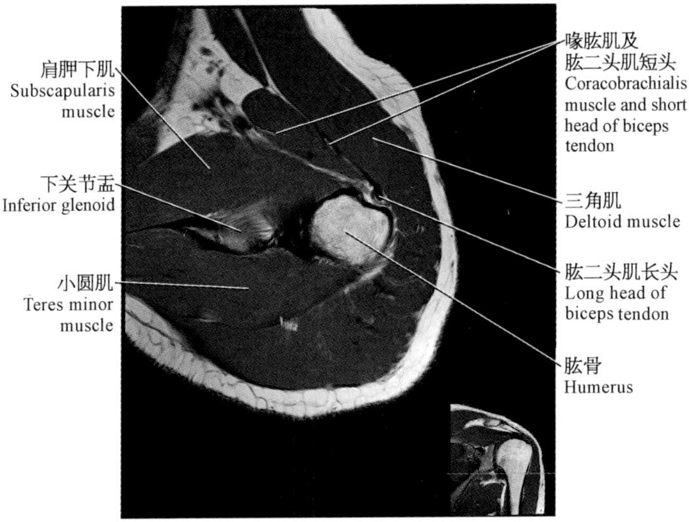
肩胛下肌
Subscapularis muscle
下关节盂
Inferior glenoid
小圆肌
Teres minor muscle
喙肱肌及
肱二头肌短头
Coracobrachialis muscle and short head of biceps tendon
三角肌
Deltoid muscle
肱二头肌长头
Long head of biceps tendon
肱骨
Humerus

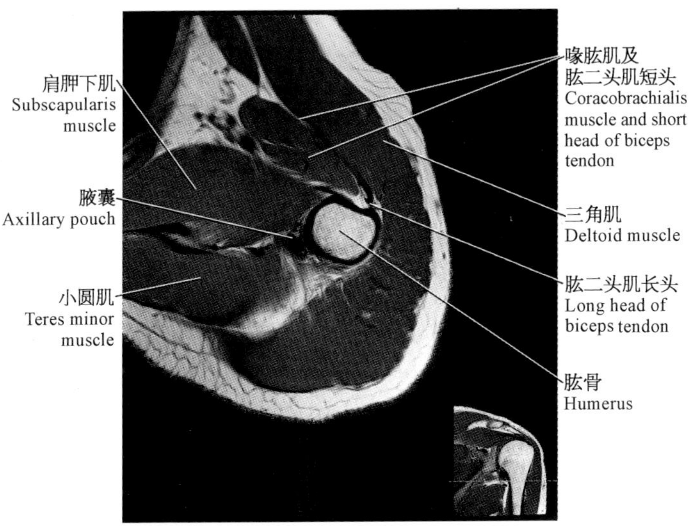
肩胛下肌
Subscapularis muscle
腋囊
Axillary pouch
小圆肌
Teres minor muscle
喙肱肌及
肱二头肌短头
Coracobrachialis muscle and short head of biceps tendon
三角肌
Deltoid muscle
肱二头肌长头
Long head of biceps tendon
肱骨
Humerus

肩关节磁共振图谱

（矢状位）

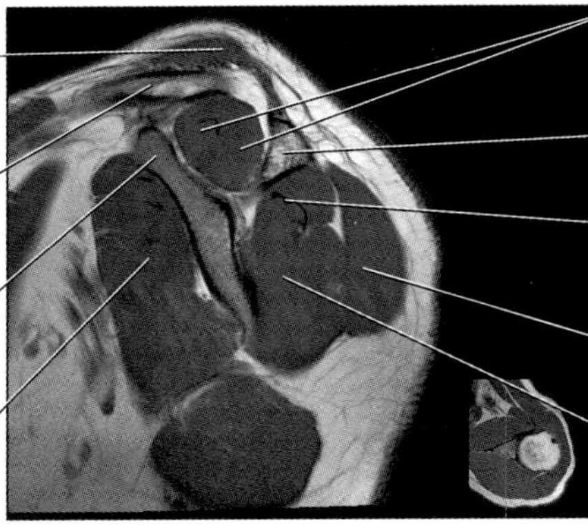
斜方肌
Trapezius muscle
锁骨
Clavicle
喙突
Coracoid process
肩钾下肌
Subscapularis muscle
冈上肌及肌腱
Supraspinatus muscle and tendon
肩胛冈
Spine of scapula
冈下肌及肌腱
Infraspinatus muscle and tendon
三角肌
Deltoid muscle
冈下肌及肌腱
Infraspinatus muscle and tendon

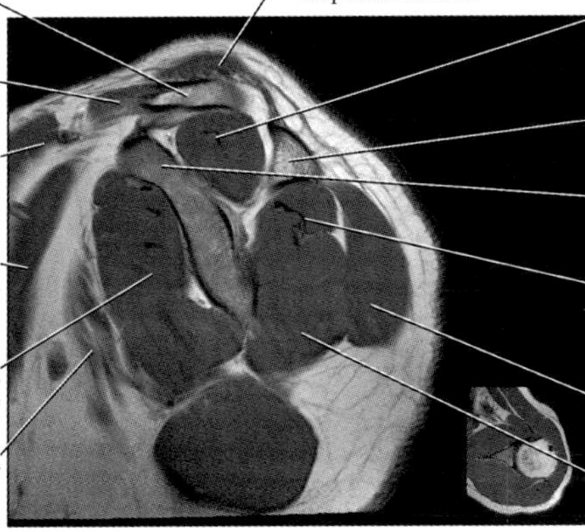
斜方肌
Trapezius muscle
锁骨
Clavicle
三角肌
Deltoid muscle
胸大肌
Pectoralis major muscle
胸小肌
Pectorails minor muscle
肩胛下肌
Subscapularis muscle
腋动脉及臂神经丛
Axillary artery and brachial plexus
冈上肌及肌腱
Supraspinatus muscle and tendon
肩胛冈
Spine of scapula
喙突
Coracoid process
冈下肌及肌腱
Infraspinatus muscle and tendon
三角肌
Deltoid muscle
小圆肌
Teres minor muscle

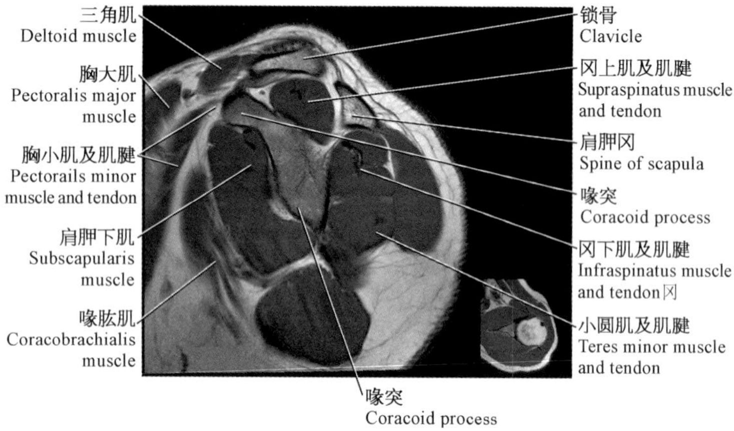
三角肌
Deltoid muscle
胸大肌
Pectoralis major muscle
胸小肌及肌腱
Pectorails minor muscle and tendon
肩胛下肌
Subscapularis muscle
喙肱肌
Coracobrachialis muscle
锁骨
Clavicle
冈上肌及肌腱
Supraspinatus muscle and tendon
肩胛冈
Spine of scapula
喙突
Coracoid process
冈下肌及肌腱
Infraspinatus muscle and tendon冈
小圆肌及肌腱
Teres minor muscle and tendon
喙突
Coracoid process

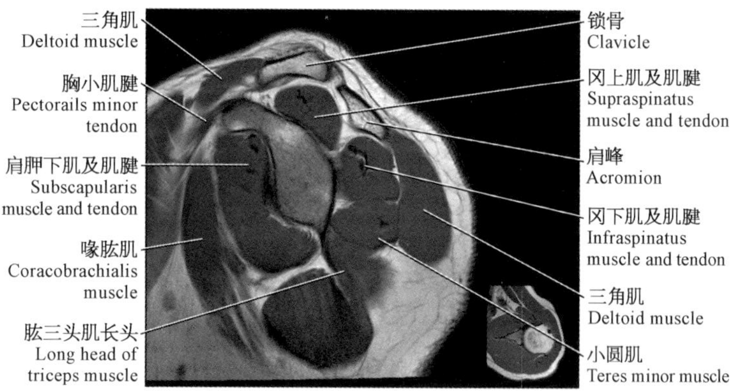
三角肌
Deltoid muscle
胸小肌腱
Pectorails minor tendon
肩胛下肌及肌腱
Subscapularis muscle and tendon
喙肱肌
Coracobrachialis muscle
肱三头肌长头
Long head of triceps muscle
锁骨
Clavicle
冈上肌及肌腱
Supraspinatus muscle and tendon
肩峰
Acromion
冈下肌及肌腱
Infraspinatus muscle and tendon
三角肌
Deltoid muscle
小圆肌
Teres minor muscle

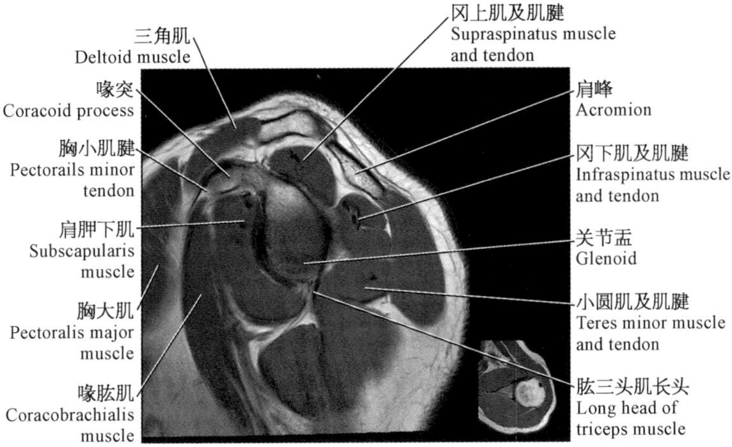
冈上肌及肌腱
Supraspinatus muscle and tendon
三角肌
Deltoid muscle
喙突
Coracoid process
胸小肌腱
Pectorails minor tendon
肩胛下肌
Subscapularis muscle
胸大肌
Pectoralis major muscle
喙肱肌
Coracobrachialis muscle
肩峰
Acromion
冈下肌及肌腱
Infraspinatus muscle and tendon
关节盂
Glenoid
小圆肌及肌腱
Teres minor muscle and tendon
肱三头肌长头
Long head of triceps muscle

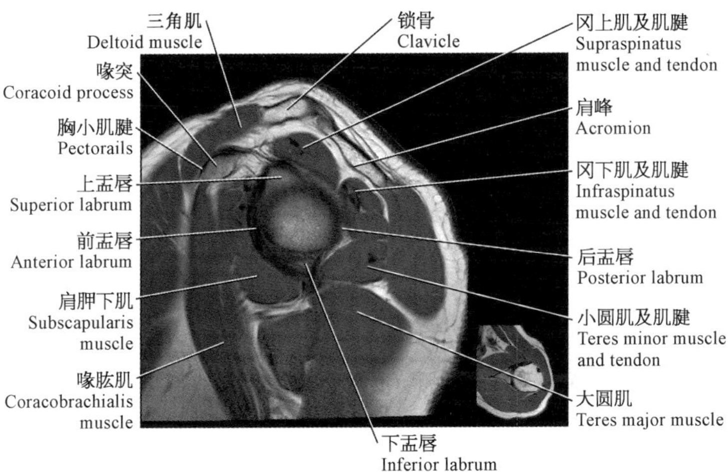
三角肌
Deltoid muscle
锁骨
Clavicle
冈上肌及肌腱
Supraspinatus muscle and tendon
喙突
Coracoid process
胸小肌腱
Pectorails
上盂唇
Superior labrum
前盂唇
Anterior labrum
肩胛下肌
Subscapularis muscle
喙肱肌
Coracobrachialis muscle
肩峰
Acromion
冈下肌及肌腱
Infraspinatus muscle and tendon
后盂唇
Posterior labrum
小圆肌及肌腱
Teres minor muscle and tendon
大圆肌
Teres major muscle
下盂唇
Inferior labrum

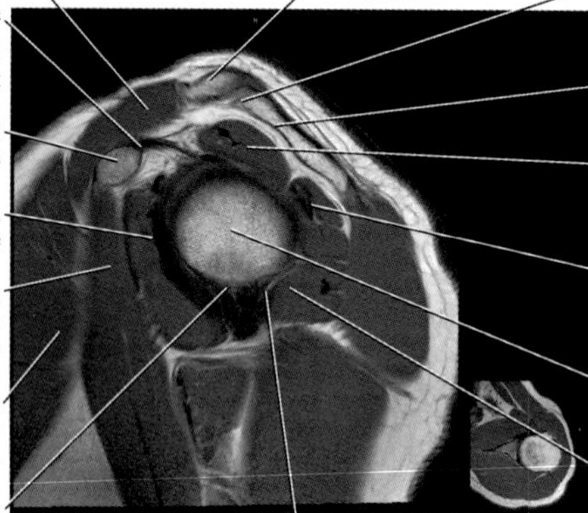
三角肌
Deltoid muscle
喙肱韧带
Coraco humeral ligament
喙突
Coracoid process
肩胛下肌
Subscapularis muscle
喙肱肌
Coracobrachialis muscle
胸大肌
Pectoralis major muscle
盂肱下韧带及腋囊
Inferior glenohumeral ligament and axillary pouch
锁骨
Clavicle
肱三头肌长头
Long head of triceps muscle
肩锁关节
Acromioclavicular joint
肩峰
Acromion
冈上肌及肌腱
Supraspinatus muscle and tendon
冈下肌及肌腱
Infraspinatus muscle and tendon
肱骨头
Head of humerus
小圆肌及肌腱
Teres minor muscle and tendon

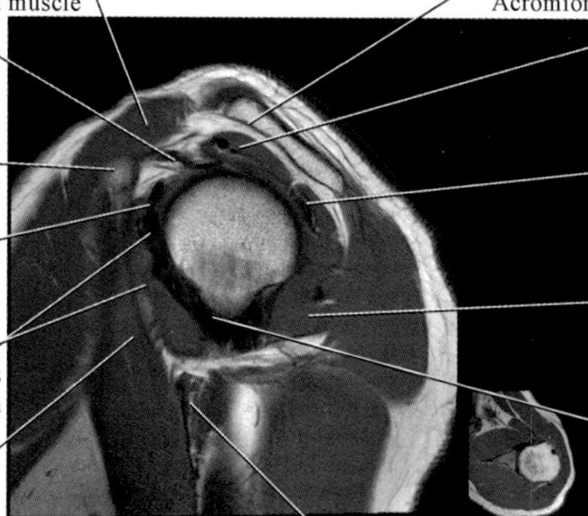
三角肌
Deltoid muscle
喙肱韧带
Coraco humeral ligament
喙突
Coracoid process
肱二头肌长头
Long head of biceps tendon
肩胛下肌及肌腱
Subscapularis muscle and tendon
喙肱肌
Coracobrachialis muscle
神经血管束
Neurovascular bundle
肩峰
Acromion
冈上肌及肌腱
Supraspinatus muscle and tendon
冈下肌及肌腱
Infraspinatus muscle and tendon
小圆肌及肌腱
Teres minor muscle and tendon
盂肱下韧带及腋囊
Inferior glenohumeral ligament and axillary pouch

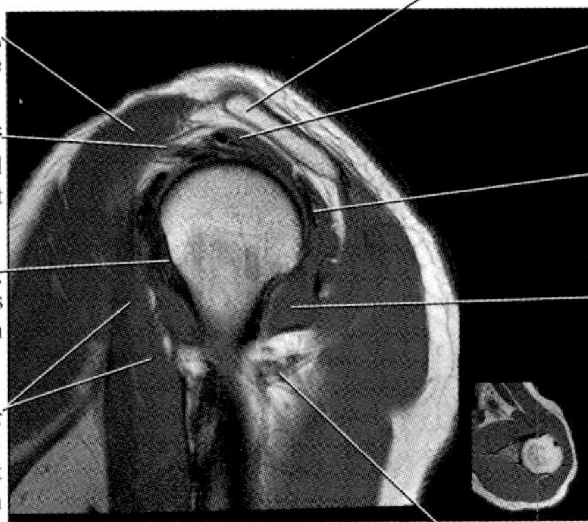
肩峰
Acromion
三角肌
Deltoid muscle
冈上肌及肌腱
Supraspinatus muscle and tendon
喙肱韧带
Coraco humeral ligament
冈下肌及肌腱
Infraspinatus muscle and tendon
肱二头肌长头
Subscapularis tendon
小圆肌及肌腱
Teres minor muscle and tendon
喙肱肌及肱二头肌短头
Coracobrachialis muscle and short head of biceps tendon
旋肱后动脉及腋神经
Posterior circumflex humeral artery and axillary nerve

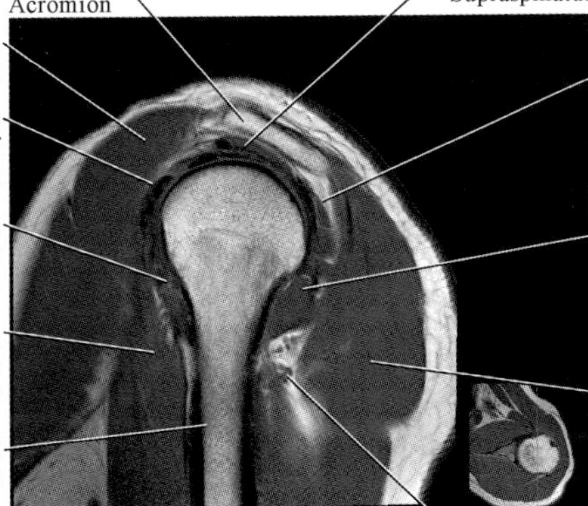
肩峰
Acromion
冈上肌腱
Supraspinatus tendon
三角肌
Deltoid muscle
冈下肌腱
Infraspinatus tendon
肱二头肌长头
Long head of biceps tendon
肩胛下肌腱
Subscapularis tendon
小圆肌及肌腱
Teres minor muscle and tendon
喙肱肌
Coracobrachialis muscle
三角肌
Deltoid muscle
背阔肌腱
Latissimus dorsi tendon
旋肱后动脉及腋神经
Posterior circumflex humeral artery and axillary nerve

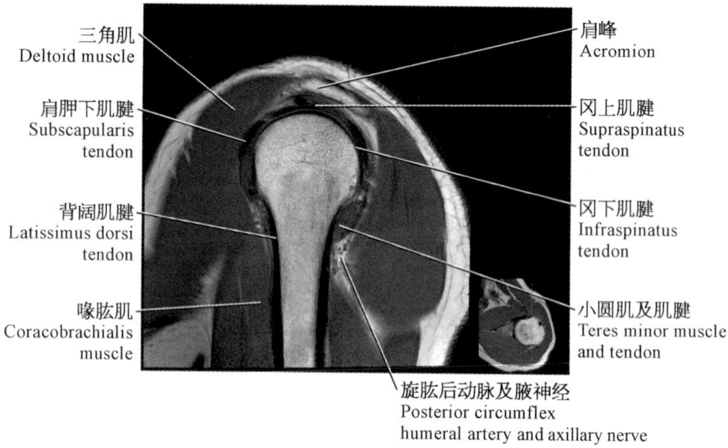
三角肌
Deltoid muscle
肩胛下肌腱
Subscapularis tendon
背阔肌腱
Latissimus dorsi tendon
喙肱肌
Coracobrachialis muscle
肩峰
Acromion
冈上肌腱
Supraspinatus tendon
冈下肌腱
Infraspinatus tendon
小圆肌及肌腱
Teres minor muscle and tendon
旋肱后动脉及腋神经
Posterior circumflex humeral artery and axillary nerve

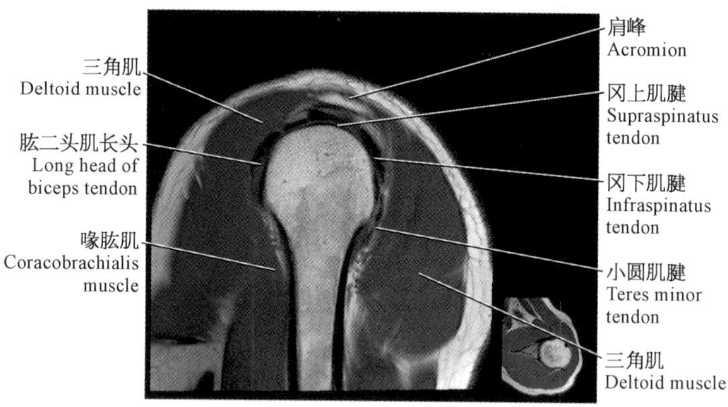
三角肌
Deltoid muscle
肱二头肌长头
Long head of biceps tendon
喙肱肌
Coracobrachialis muscle
肩峰
Acromion
冈上肌腱
Supraspinatus tendon
冈下肌腱
Infraspinatus tendon
小圆肌腱
Teres minor tendon
三角肌
Deltoid muscle

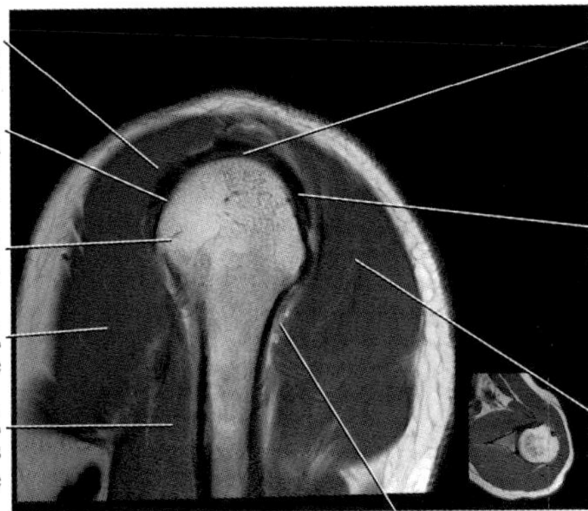
三角肌
Deltoid muscle
肱二头肌长头
Long head of biceps tendon
小结节
Lesser tuberosity
三角肌
Deltoid muscle
喙肱肌
Coracobrachialis muscle
冈上肌腱
Supraspinatus tendon
冈下肌腱
Infraspinatus tendon
三角肌
Deltoid muscle
旋肱后动脉及腋神经
Posterior circumflex humeral artery and axillary nerve

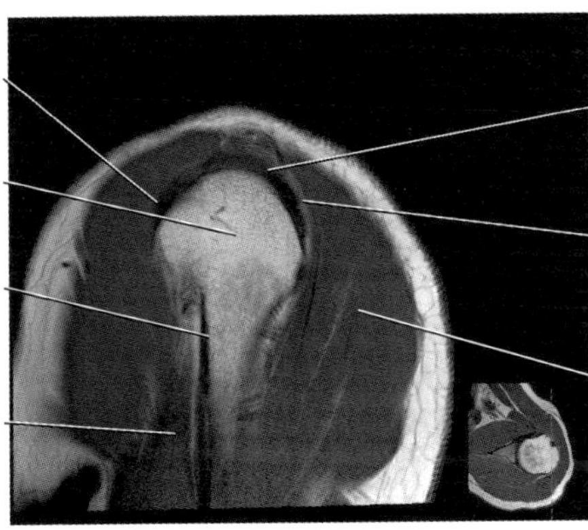
三角肌
Deltoid muscle
肱骨头
Head of humerus
肱二头肌长头
Long head of biceps tendon
喙肱肌
Coracobrachialis muscle
冈上肌腱
Supraspinatus tendon
冈下肌腱
Infraspinatus tendon
三角肌
Deltoid muscle

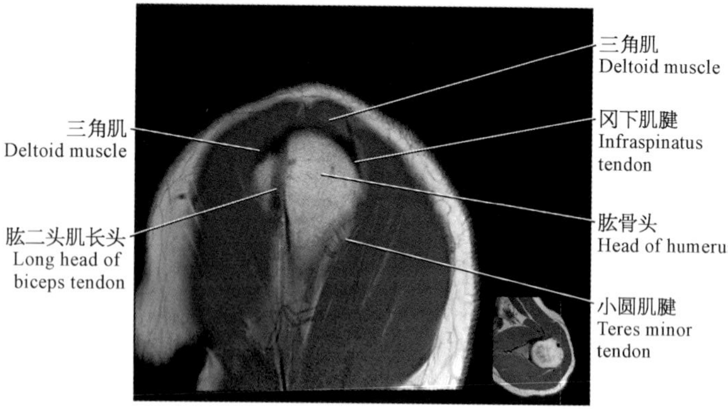
三角肌
Deltoid muscle
三角肌
Deltoid muscle
冈下肌腱
Infraspinatus tendon
肱骨头
Head of humerus
肱二头肌长头
Long head of biceps tendon
小圆肌腱
Teres minor tendon

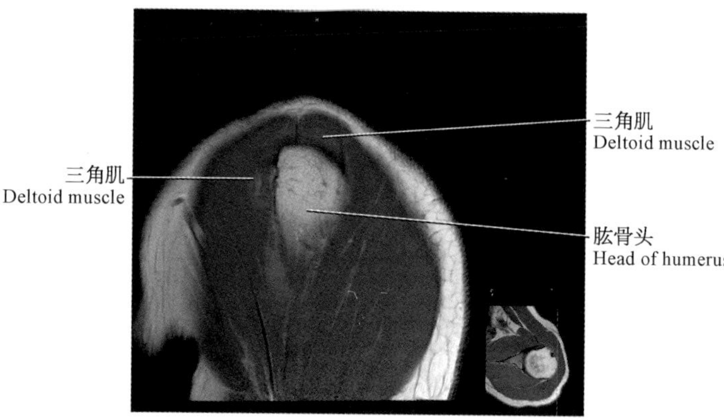
三角肌
Deltoid muscle
三角肌
Deltoid muscle
肱骨头
Head of humerus

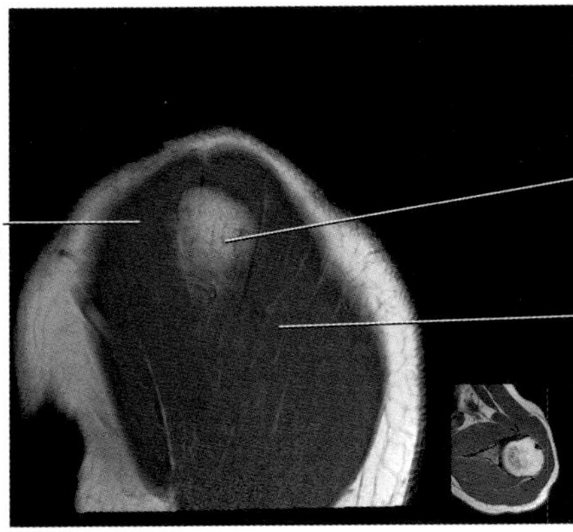
肱骨头
Head of humerus
三角肌
Deltoid muscle
三角肌
Deltoid muscle

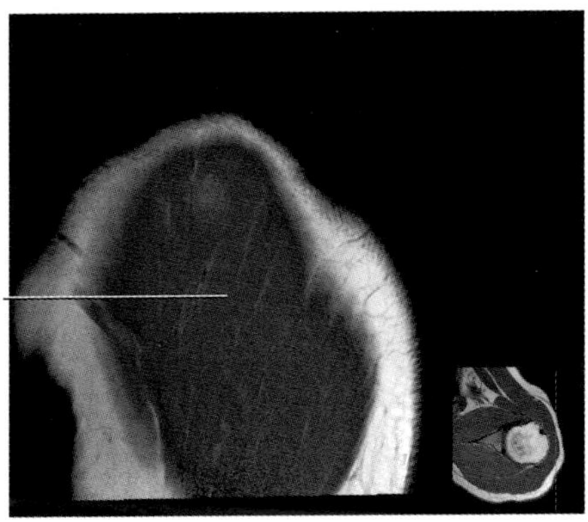
三角肌
Deltoid muscle

髋关节磁共振图谱

（冠状位）

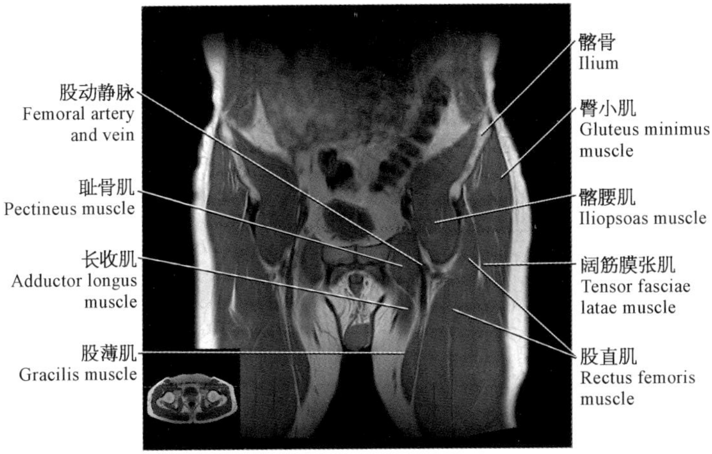
髂骨
Ilium
股动静脉
Femoral artery and vein
臀小肌
Gluteus minimus muscle
耻骨肌
Pectineus muscle
髂腰肌
Iliopsoas muscle
长收肌
Adductor longus muscle
阔筋膜张肌
Tensor fasciae latae muscle
股薄肌
Gracilis muscle
股直肌
Rectus femoris muscle

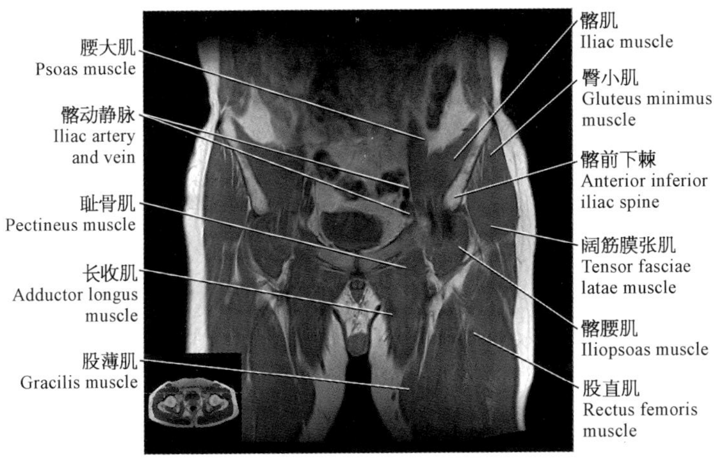
髂肌
Iliac muscle
腰大肌
Psoas muscle
臀小肌
Gluteus minimus muscle
髂动静脉
Iliac artery and vein
髂前下棘
Anterior inferior iliac spine
耻骨肌
Pectineus muscle
阔筋膜张肌
Tensor fasciae latae muscle
长收肌
Adductor longus muscle
髂腰肌
Iliopsoas muscle
股薄肌
Gracilis muscle
股直肌
Rectus femoris muscle

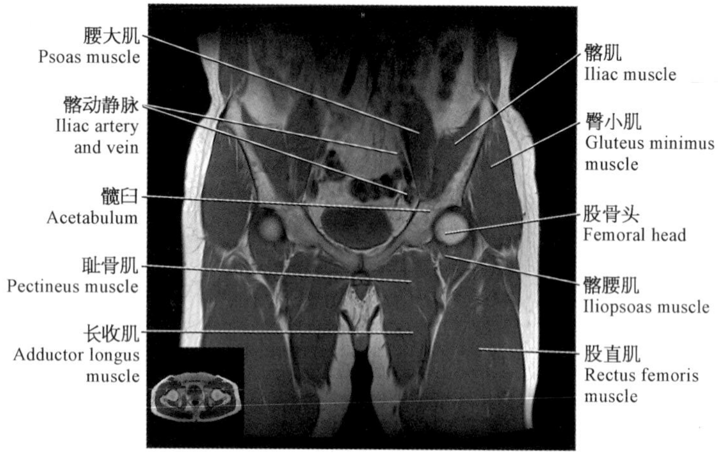
腰大肌
Psoas muscle
髂动静脉
Iliac artery and vein
髋臼
Acetabulum
耻骨肌
Pectineus muscle
长收肌
Adductor longus muscle
髂肌
Iliac muscle
臀小肌
Gluteus minimus muscle
股骨头
Femoral head
髂腰肌
Iliopsoas muscle
股直肌
Rectus femoris muscle

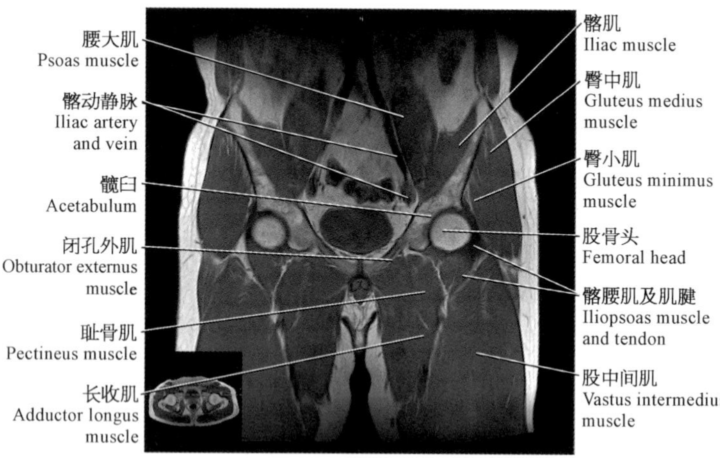
腰大肌
Psoas muscle
髂动静脉
Iliac artery and vein
髋臼
Acetabulum
闭孔外肌
Obturator externus muscle
耻骨肌
Pectineus muscle
长收肌
Adductor longus muscle
髂肌
Iliac muscle
臀中肌
Gluteus medius muscle
臀小肌
Gluteus minimus muscle
股骨头
Femoral head
髂腰肌及肌腱
Iliopsoas muscle and tendon
股中间肌
Vastus intermedius muscle

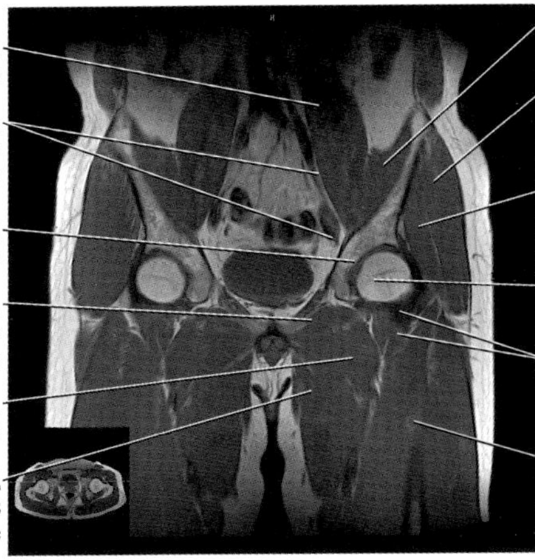
腰大肌
Psoas muscle
髂动静脉
Iliac artery and vein
髋臼
Acetabulum
闭孔外肌
Obturator externus muscle
耻骨肌
Pectineus muscle
大收肌
Adductor magnus muscle
髂肌
Iliac muscle
臀中肌
Gluteus medius muscle
臀小肌
Gluteus minimus muscle
股骨头
Femoral head
髂腰肌及肌腱
Iliopsoas muscle and tendon
股中间肌
Vastus intermedius muscle

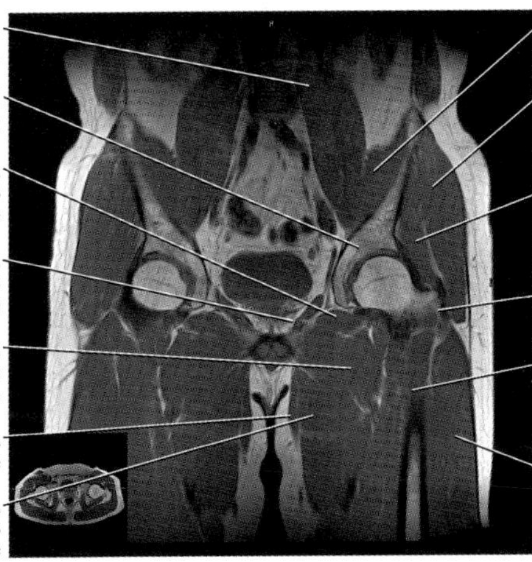
腰大肌
Psoas muscle
髋臼
Acetabulum
闭孔外肌
Obturator externus muscle
闭孔内肌
Obturator internus muscle
短收肌
Adductor brevis muscle
股薄肌
Gracilis muscle
大收肌
Adductor magnus muscle
髂肌
Iliac muscle
臀中肌
Gluteus medius muscle
臀小肌
Gluteus minimus muscle
大转子
Greater trochanter
股中间肌
Vastus intermedius muscle
股外侧肌
Vastus lateralis muscle

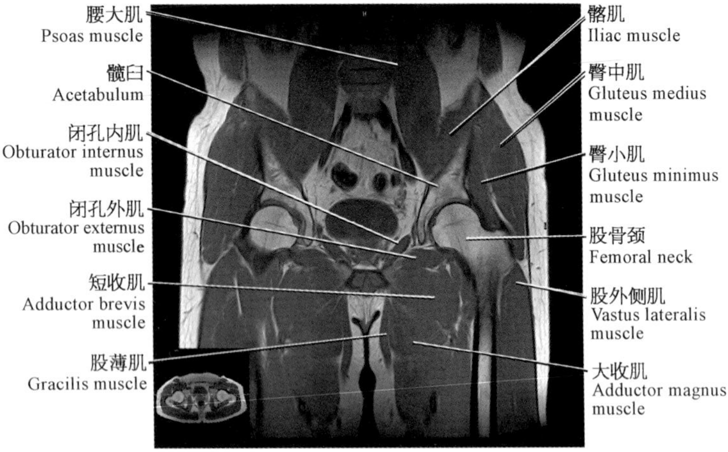
腰大肌
Psoas muscle
髋臼
Acetabulum
闭孔内肌
Obturator internus muscle
闭孔外肌
Obturator externus muscle
短收肌
Adductor brevis muscle
股薄肌
Gracilis muscle
髂肌
Iliac muscle
臀中肌
Gluteus medius muscle
臀小肌
Gluteus minimus muscle
股骨颈
Femoral neck
股外侧肌
Vastus lateralis muscle
大收肌
Adductor magnus muscle

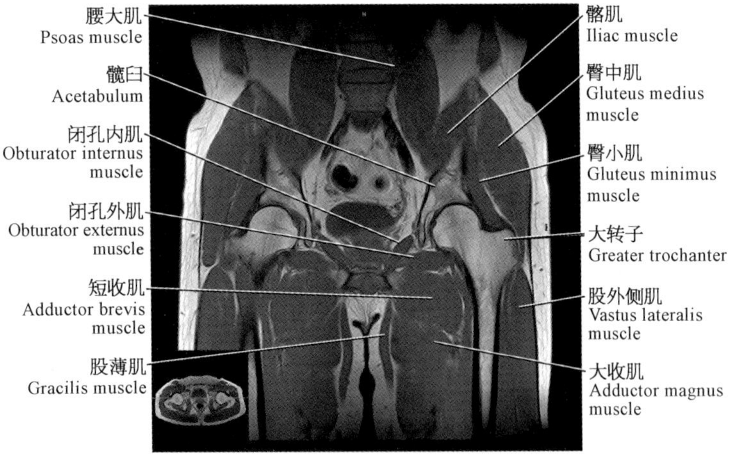
腰大肌
Psoas muscle
髋臼
Acetabulum
闭孔内肌
Obturator internus muscle
闭孔外肌
Obturator externus muscle
短收肌
Adductor brevis muscle
股薄肌
Gracilis muscle
髂肌
Iliac muscle
臀中肌
Gluteus medius muscle
臀小肌
Gluteus minimus muscle
大转子
Greater trochanter
股外侧肌
Vastus lateralis muscle
大收肌
Adductor magnus muscle

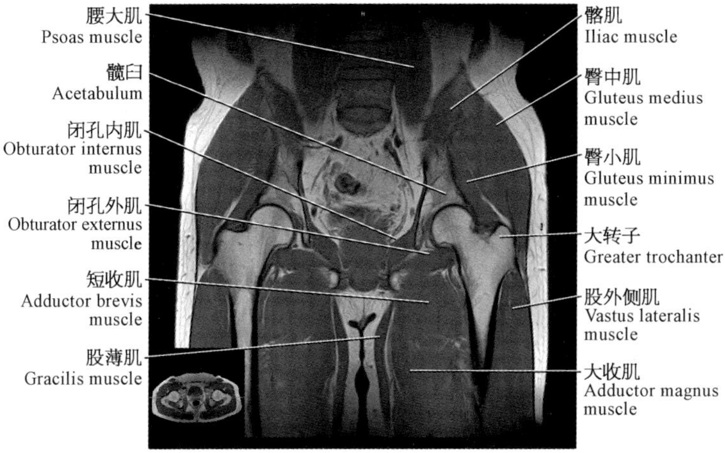
腰大肌
Psoas muscle
髋臼
Acetabulum
闭孔内肌
Obturator internus muscle
闭孔外肌
Obturator externus muscle
短收肌
Adductor brevis muscle
股薄肌
Gracilis muscle
髂肌
Iliac muscle
臀中肌
Gluteus medius muscle
臀小肌
Gluteus minimus muscle
大转子
Greater trochanter
股外侧肌
Vastus lateralis muscle
大收肌
Adductor magnus muscle

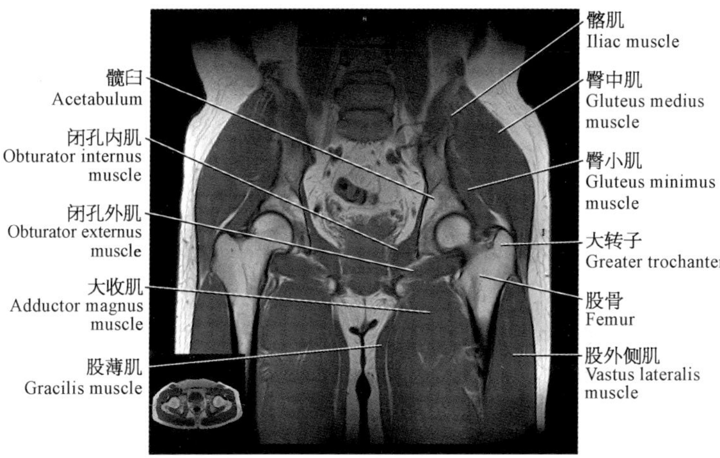
髋臼
Acetabulum
闭孔内肌
Obturator internus muscle
闭孔外肌
Obturator externus muscle
大收肌
Adductor magnus muscle
股薄肌
Gracilis muscle
髂肌
Iliac muscle
臀中肌
Gluteus medius muscle
臀小肌
Gluteus minimus muscle
大转子
Greater trochanter
股骨
Femur
股外侧肌
Vastus lateralis muscle

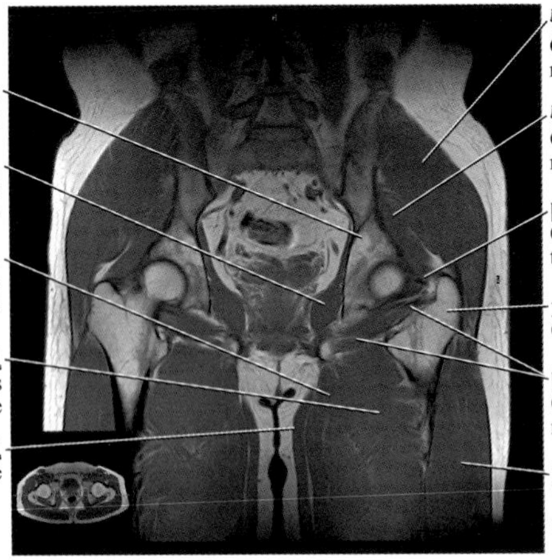
髋臼
Acetabulum
闭孔内肌
Obturator internus muscle
半膜肌
Semimembranosus muscle
大收肌
Adductor magnus muscle
股薄肌
Gracilis muscle
臀中肌
Gluteus medius muscle
臀小肌
Gluteus minimus muscle
闭孔内肌腱
Obturator internus tendon
大转子
Greater trochanter
闭孔外肌及肌腱
Obturator externus muscle and tendon
股外侧肌
Vastus lateralis muscle

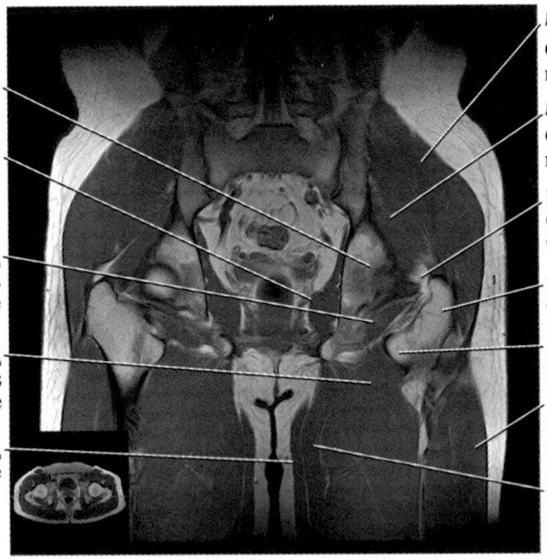
坐骨
Ischium
闭孔内肌
Obturator internus muscle
闭孔外肌
Obturator externus muscle
大收肌
Adductor magnus muscle
股薄肌
Gracilis muscle
臀中肌
Gluteus medius muscle
臀小肌
Gluteus minimus muscle
闭孔内肌腱
Obturator internus tendon
大转子
Greater trochanter
小转子
Lesser trochanter
股外侧肌
Vastus lateralis muscle
半膜肌
Semimembranosus muscle

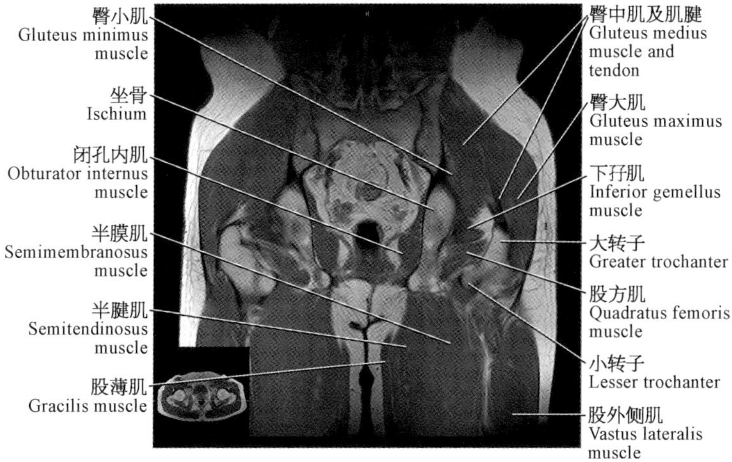
臀小肌
Gluteus minimus muscle
坐骨
Ischium
闭孔内肌
Obturator internus muscle
半膜肌
Semimembranosus muscle
半腱肌
Semitendinosus muscle
股薄肌
Gracilis muscle
臀中肌及肌腱
Gluteus medius muscle and tendon
臀大肌
Gluteus maximus muscle
下孖肌
Inferior gemellus muscle
大转子
Greater trochanter
股方肌
Quadratus femoris muscle
小转子
Lesser trochanter
股外侧肌
Vastus lateralis muscle

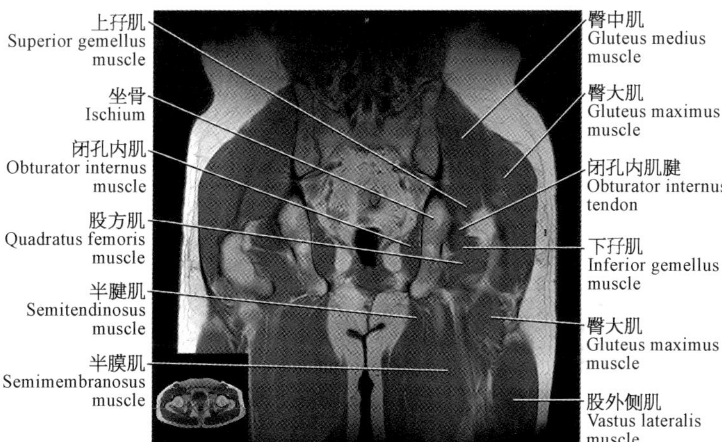
上孖肌
Superior gemellus muscle
坐骨
Ischium
闭孔内肌
Obturator internus muscle
股方肌
Quadratus femoris muscle
半腱肌
Semitendinosus muscle
半膜肌
Semimembranosus muscle
臀中肌
Gluteus medius muscle
臀大肌
Gluteus maximus muscle
闭孔内肌腱
Obturator internus tendon
下孖肌
Inferior gemellus muscle
臀大肌
Gluteus maximus muscle
股外侧肌
Vastus lateralis muscle

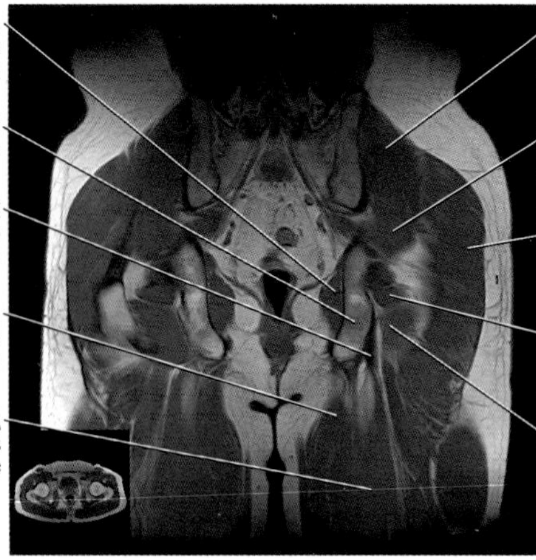
闭孔内肌
Obturator internus muscle
坐骨结节
Ischial tuberosity
半膜肌腱
Semimembranosus tendon
半腱肌
Semitendinosus muscle
半膜肌
Semimembranosus muscle
臀中肌
Gluteus medius muscle
上孖肌
Superior gemellus muscle
臀大肌
Gluteus maximus muscle
下孖肌
Inferior gemellus muscle
股方肌
Quadratus femoris muscle

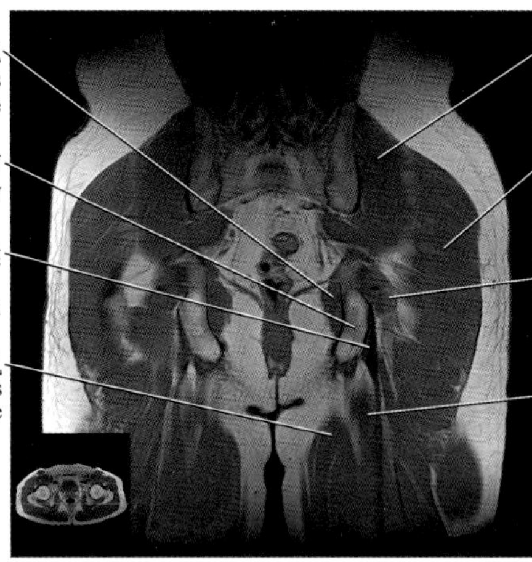
闭孔内肌
Obturator internus muscle
坐骨结节
Ischial tuberosity
半膜肌腱
Semimembranosus tendon
半腱肌
Semitendinosus muscle
臀中肌
Gluteus medius muscle
臀大肌
Gluteus maximus muscle
下孖肌
Inferior gemellus muscle
半膜肌
Semimembranosus muscle

髋关节磁共振图谱

（横断位）

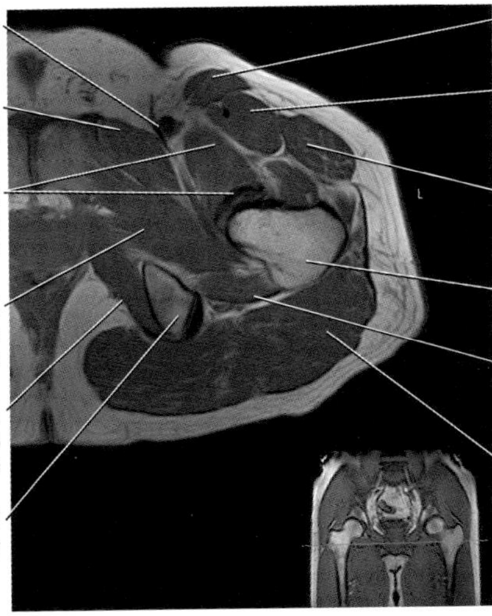
股静脉
Femoral vein
耻骨肌
Pectineus muscle
髂腰肌和肌腱
Lliopsoas muscle and tendon
闭孔外肌
Obturator externus muscle
闭孔内肌
Obturator internus muscle
坐骨结节
Ischial tuberosity
缝匠肌
Sartorius muscle
股直肌
Rectus femoris muscle
阔筋膜张肌
Tensor fasciae latae muscle
股骨
Femur
股方肌
Quadratus femoris muscle
臀大肌
Gluteus maximus muscle

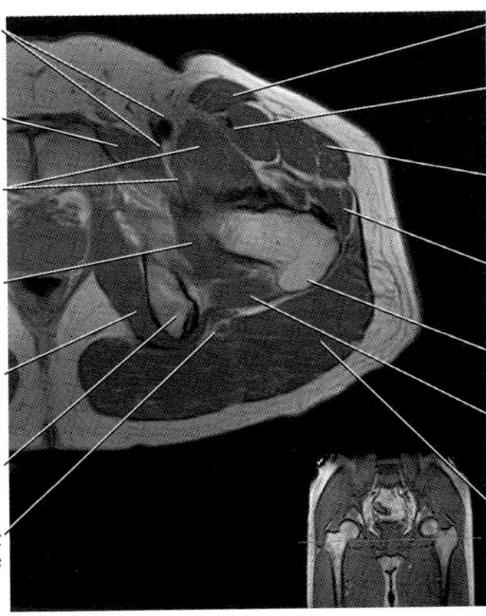
股动脉和股静脉
Femoral artery and vein
耻骨肌
Pectineus muscle
髂腰肌和肌腱
Iliopsoas muscle and tendon
闭孔外肌
Obturator externus muscle
闭孔内肌
Obturator internus muscle
坐骨结节
Ischial tuberosity
坐骨神经
Sciatic nerve
缝匠肌
Sartorius muscle
股直肌
Rectus femoris muscle
阔筋膜张肌
Tensor fasciae latae muscle
股外侧肌
Vastus lateralis muscle
大转子
Greater trochanter
股方肌
Quadratus femoris muscle
臀大肌
Gluteus maximus muscle

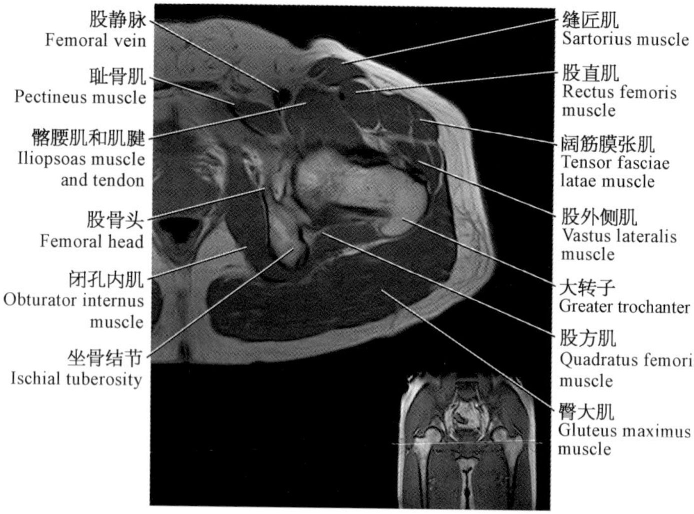
股静脉
Femoral vein
耻骨肌
Pectineus muscle
髂腰肌和肌腱
Iliopsoas muscle and tendon
股骨头
Femoral head
闭孔内肌
Obturator internus muscle
坐骨结节
Ischial tuberosity
缝匠肌
Sartorius muscle
股直肌
Rectus femoris muscle
阔筋膜张肌
Tensor fasciae latae muscle
股外侧肌
Vastus lateralis muscle
大转子
Greater trochanter
股方肌
Quadratus femoris muscle
臀大肌
Gluteus maximus muscle

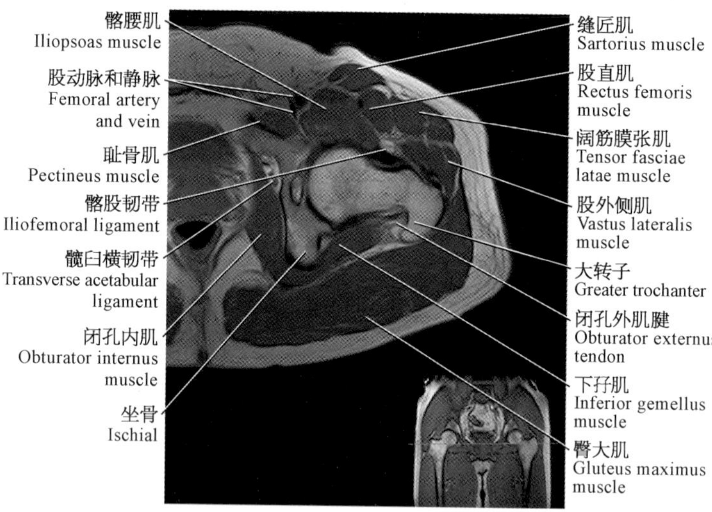
髂腰肌
Iliopsoas muscle
股动脉和静脉
Femoral artery and vein
耻骨肌
Pectineus muscle
髂股韧带
Iliofemoral ligament
髋臼横韧带
Transverse acetabular ligament
闭孔内肌
Obturator internus muscle
坐骨
Ischial
缝匠肌
Sartorius muscle
股直肌
Rectus femoris muscle
阔筋膜张肌
Tensor fasciae latae muscle
股外侧肌
Vastus lateralis muscle
大转子
Greater trochanter
闭孔外肌腱
Obturator externus tendon
下孖肌
Inferior gemellus muscle
臀大肌
Gluteus maximus muscle

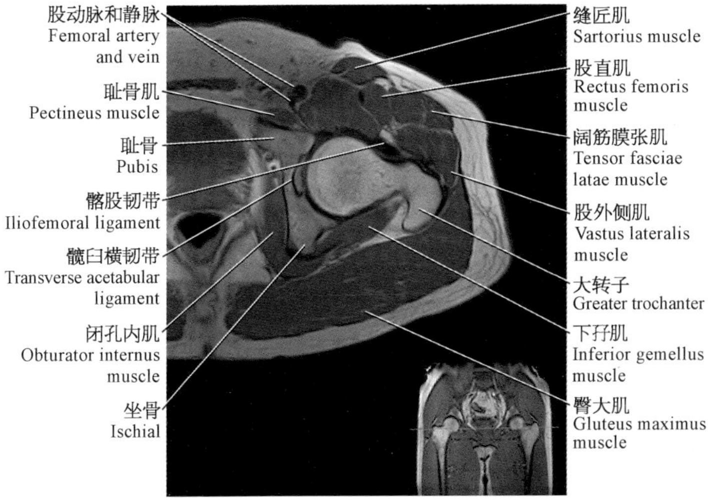
股动脉和静脉
Femoral artery and vein
耻骨肌
Pectineus muscle
耻骨
Pubis
髂股韧带
Iliofemoral ligament
髋臼横韧带
Transverse acetabular ligament
闭孔内肌
Obturator internus muscle
坐骨
Ischial
缝匠肌
Sartorius muscle
股直肌
Rectus femoris muscle
阔筋膜张肌
Tensor fasciae latae muscle
股外侧肌
Vastus lateralis muscle
大转子
Greater trochanter
下孖肌
Inferior gemellus muscle
臀大肌
Gluteus maximus muscle

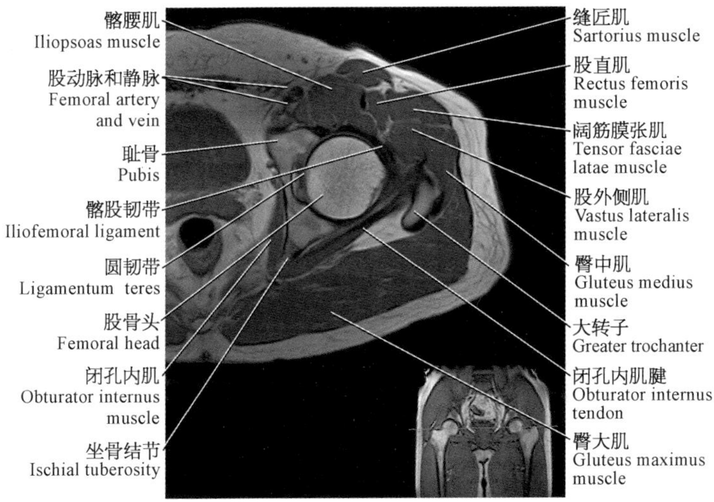
髂腰肌
Iliopsoas muscle
股动脉和静脉
Femoral artery and vein
耻骨
Pubis
髂股韧带
Iliofemoral ligament
圆韧带
Ligamentum teres
股骨头
Femoral head
闭孔内肌
Obturator internus muscle
坐骨结节
Ischial tuberosity
缝匠肌
Sartorius muscle
股直肌
Rectus femoris muscle
阔筋膜张肌
Tensor fasciae latae muscle
股外侧肌
Vastus lateralis muscle
臀中肌
Gluteus medius muscle
大转子
Greater trochanter
闭孔内肌腱
Obturator internus tendon
臀大肌
Gluteus maximus muscle

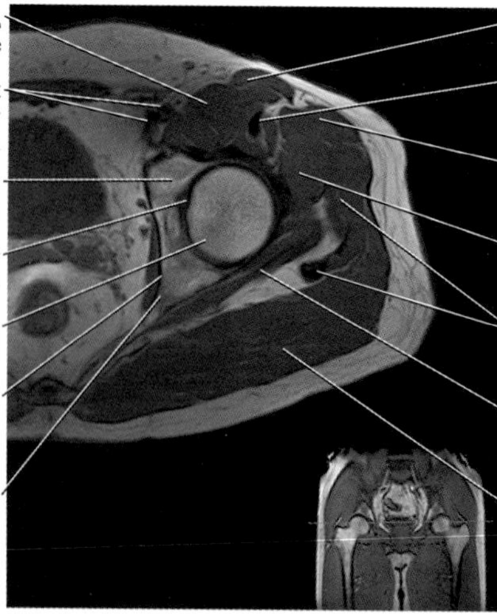
髂腰肌
Iliopsoas muscle
股动脉和静脉
Femoral artery and vein
耻骨
Pubis
圆韧带
Ligamentum teres
股骨头
Femoral head
闭孔内肌
Obturator internus muscle
坐骨结节
Ischial tuberosity
缝匠肌
Sartorius muscle
股直肌腱
Rectus femoris tendon
阔筋膜张肌
Tensor fasciae latae muscle
股外侧肌
Vastus lateralis muscle
臀中肌和肌腱
Gluteus medius muscle and tendon
闭孔内肌腱
Obturator internus tendon
臀大肌
Gluteus maximus muscle

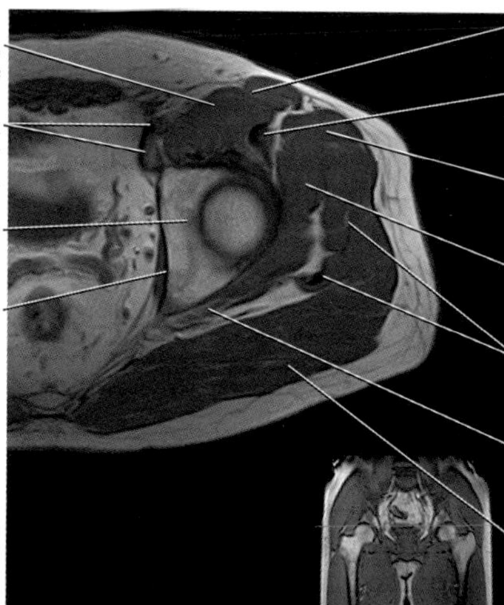
髂腰肌
Iliopsoas muscle
股动脉和静脉
Femoral artery and vein
髋臼
Acetabulum
闭孔内肌
Obturator internus muscle
缝匠肌
Sartorius muscle
股直肌腱
Rectus femoris tendon
阔筋膜张肌
Tensor fasciae latae muscle
臀小肌
Gluteus minimus muscle
臀中肌和肌腱
Gluteus medius muscle and tendon
上孖肌
Superior gemellus muscle
臀大肌
Gluteus maximus muscle

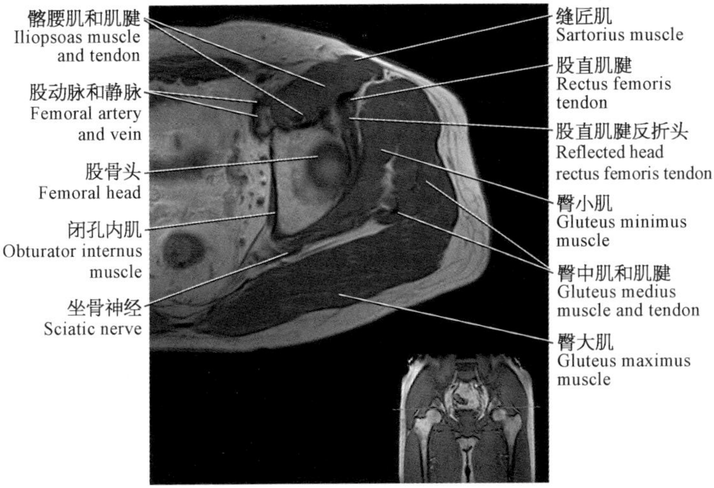
髂腰肌和肌腱
Iliopsoas muscle and tendon
股动脉和静脉
Femoral artery and vein
股骨头
Femoral head
闭孔内肌
Obturator internus muscle
坐骨神经
Sciatic nerve
缝匠肌
Sartorius muscle
股直肌腱
Rectus femoris tendon
股直肌腱反折头
Reflected head rectus femoris tendon
臀小肌
Gluteus minimus muscle
臀中肌和肌腱
Gluteus medius muscle and tendon
臀大肌
Gluteus maximus muscle

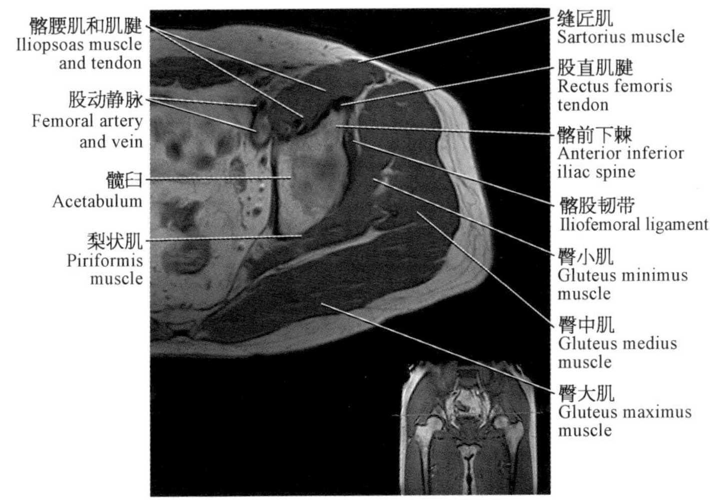
髂腰肌和肌腱
Iliopsoas muscle and tendon
股动静脉
Femoral artery and vein
髋臼
Acetabulum
梨状肌
Piriformis muscle
缝匠肌
Sartorius muscle
股直肌腱
Rectus femoris tendon
髂前下棘
Anterior inferior iliac spine
髂股韧带
Iliofemoral ligament
臀小肌
Gluteus minimus muscle
臀中肌
Gluteus medius muscle
臀大肌
Gluteus maximus muscle

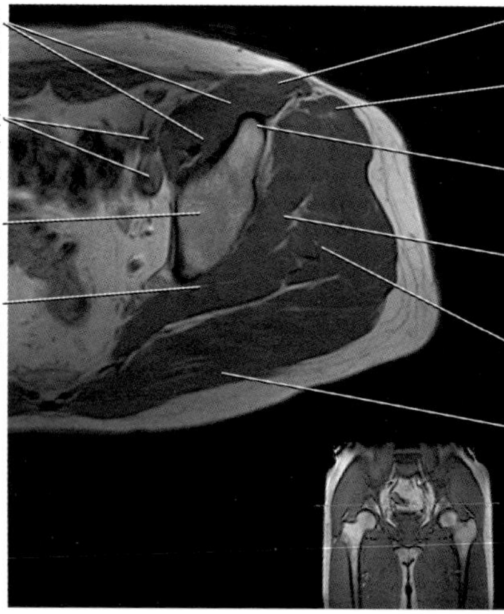
髂腰肌和肌腱
Iliopsoas muscle and tendon
股动静脉
Femoral artery and vein
髋臼
Acetabulum
梨状肌
Piriformis muscle
缝匠肌
Sartorius muscle
阔筋膜张肌
Tensor fasciae latae muscle
髂前下棘
Anterior inferior iliac spine
臀小肌
Gluteus minimus muscle
臀中肌
Gluteus medius muscle
臀大肌
Gluteus maximus muscle

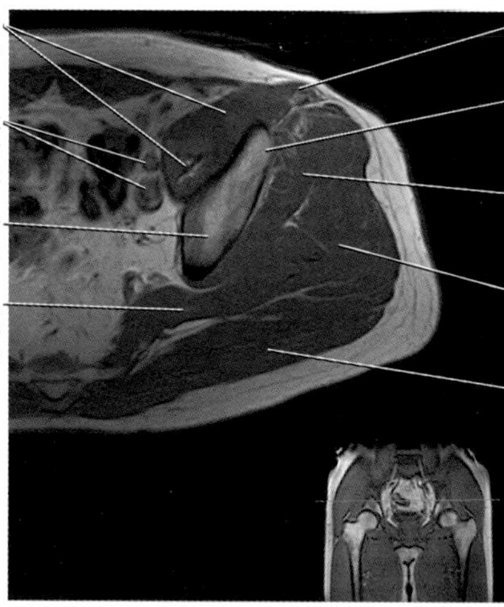
髂腰肌和肌腱
Iliopsoas muscle and tendon
股动静脉
Femoral artery and vein
髂骨
Ilium
梨状肌
Piriformis muscle
缝匠肌
Sartorius muscle
髂前下棘
Anterior inferior iliac spine
臀小肌
Gluteus minimus muscle
臀中肌
Gluteus medius muscle
臀大肌
Gluteus maximus muscle

髋关节磁共振图谱

（矢状位）

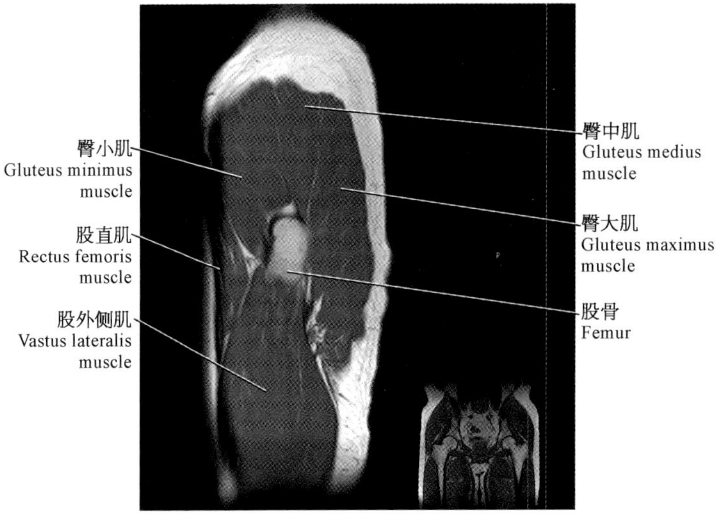
臀小肌
Gluteus minimus muscle
股直肌
Rectus femoris muscle
股外侧肌
Vastus lateralis muscle
臀中肌
Gluteus medius muscle
臀大肌
Gluteus maximus muscle
股骨
Femur

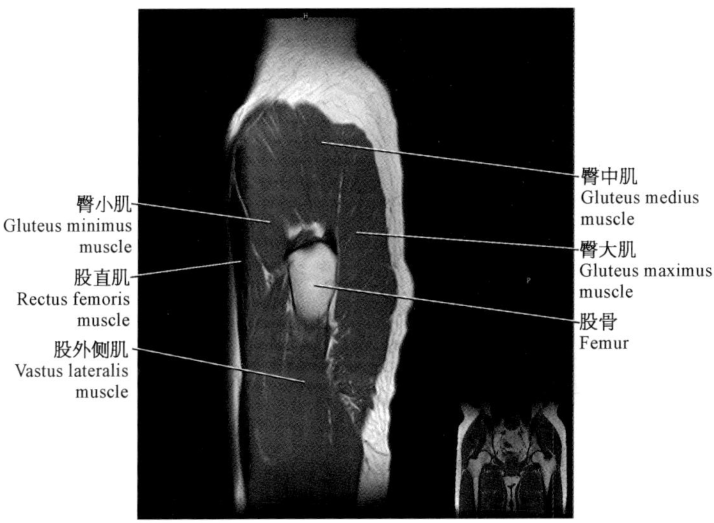
臀小肌
Gluteus minimus muscle
股直肌
Rectus femoris muscle
股外侧肌
Vastus lateralis muscle
臀中肌
Gluteus medius muscle
臀大肌
Gluteus maximus muscle
股骨
Femur

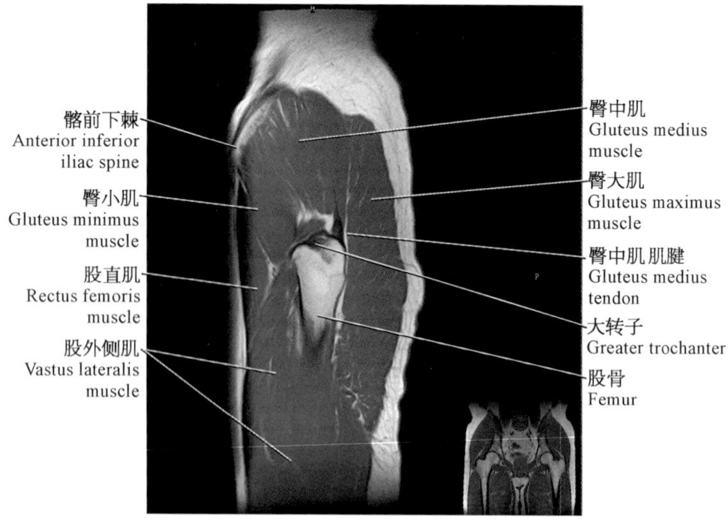
髂前下棘
Anterior inferior iliac spine
臀小肌
Gluteus minimus muscle
股直肌
Rectus femoris muscle
股外侧肌
Vastus lateralis muscle
臀中肌
Gluteus medius muscle
臀大肌
Gluteus maximus muscle
臀中肌肌腱
Gluteus medius tendon
大转子
Greater trochanter
股骨
Femur

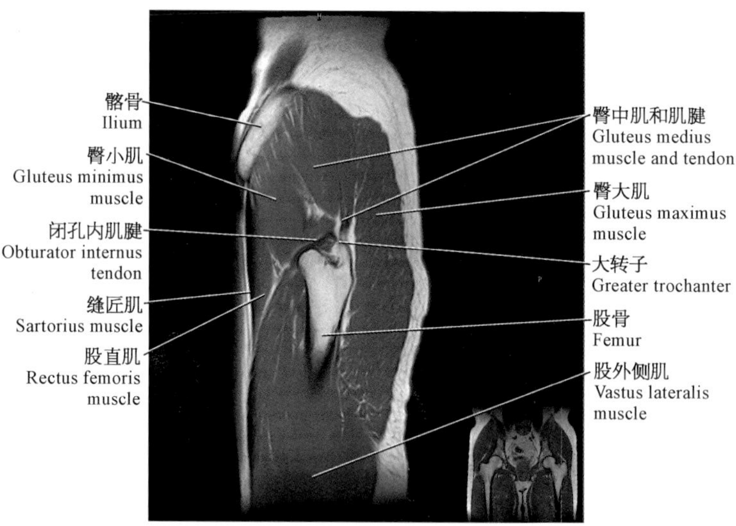
髂骨
Ilium
臀小肌
Gluteus minimus muscle
闭孔内肌腱
Obturator internus tendon
缝匠肌
Sartorius muscle
股直肌
Rectus femoris muscle
臀中肌和肌腱
Gluteus medius muscle and tendon
臀大肌
Gluteus maximus muscle
大转子
Greater trochanter
股骨
Femur
股外侧肌
Vastus lateralis muscle

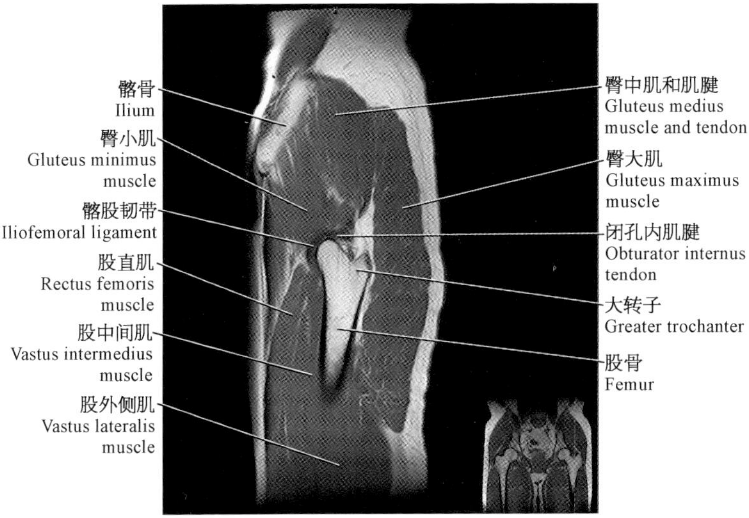
髂骨
Ilium
臀小肌
Gluteus minimus muscle
髂股韧带
Iliofemoral ligament
股直肌
Rectus femoris muscle
股中间肌
Vastus intermedius muscle
股外侧肌
Vastus lateralis muscle
臀中肌和肌腱
Gluteus medius muscle and tendon
臀大肌
Gluteus maximus muscle
闭孔内肌腱
Obturator internus tendon
大转子
Greater trochanter
股骨
Femur

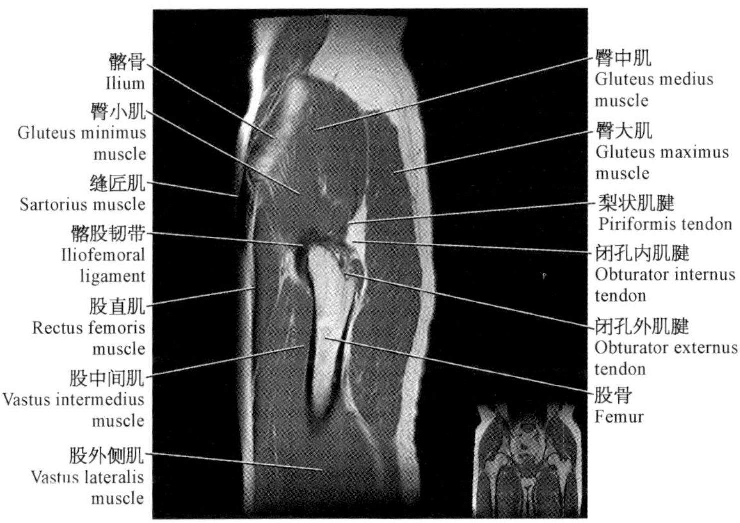
髂骨
Ilium
臀小肌
Gluteus minimus muscle
缝匠肌
Sartorius muscle
髂股韧带
Iliofemoral ligament
股直肌
Rectus femoris muscle
股中间肌
Vastus intermedius muscle
股外侧肌
Vastus lateralis muscle
臀中肌
Gluteus medius muscle
臀大肌
Gluteus maximus muscle
梨状肌腱
Piriformis tendon
闭孔内肌腱
Obturator internus tendon
闭孔外肌腱
Obturator externus tendon
股骨
Femur

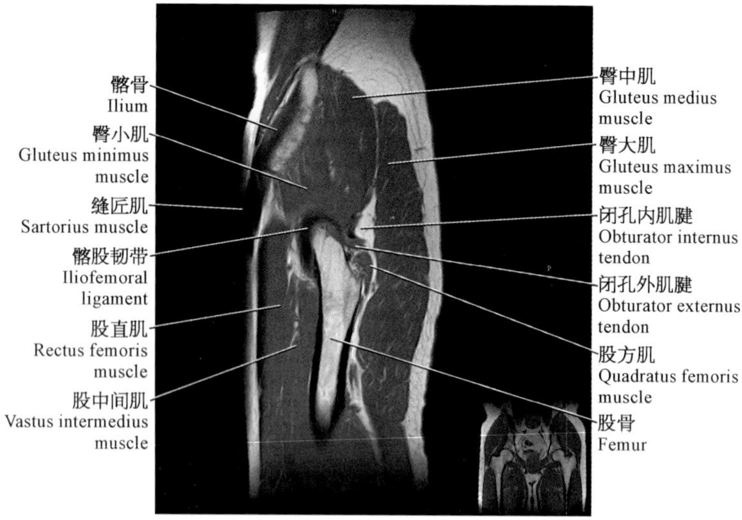
髂骨
Ilium
臀小肌
Gluteus minimus muscle
缝匠肌
Sartorius muscle
髂股韧带
Iliofemoral ligament
股直肌
Rectus femoris muscle
股中间肌
Vastus intermedius muscle
臀中肌
Gluteus medius muscle
臀大肌
Gluteus maximus muscle
闭孔内肌腱
Obturator internus tendon
闭孔外肌腱
Obturator externus tendon
股方肌
Quadratus femoris muscle
股骨
Femur

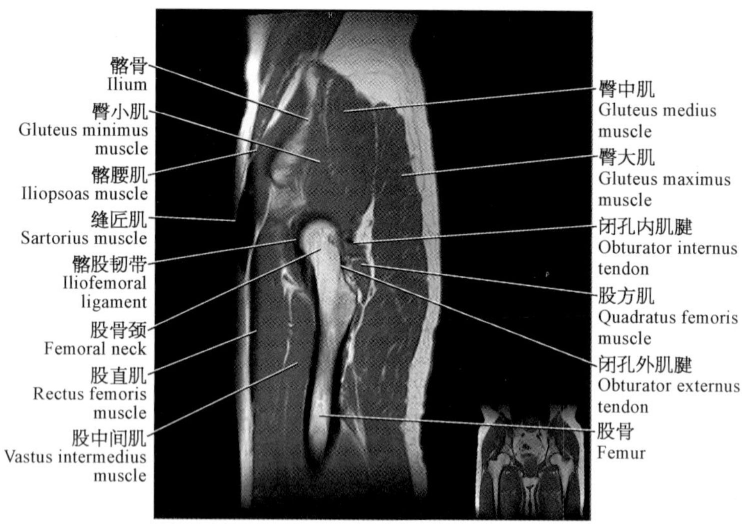
髂骨
Ilium
臀小肌
Gluteus minimus muscle
髂腰肌
Iliopsoas muscle
缝匠肌
Sartorius muscle
髂股韧带
Iliofemoral ligament
股骨颈
Femoral neck
股直肌
Rectus femoris muscle
股中间肌
Vastus intermedius muscle
臀中肌
Gluteus medius muscle
臀大肌
Gluteus maximus muscle
闭孔内肌腱
Obturator internus tendon
股方肌
Quadratus femoris muscle
闭孔外肌腱
Obturator externus tendon
股骨
Femur

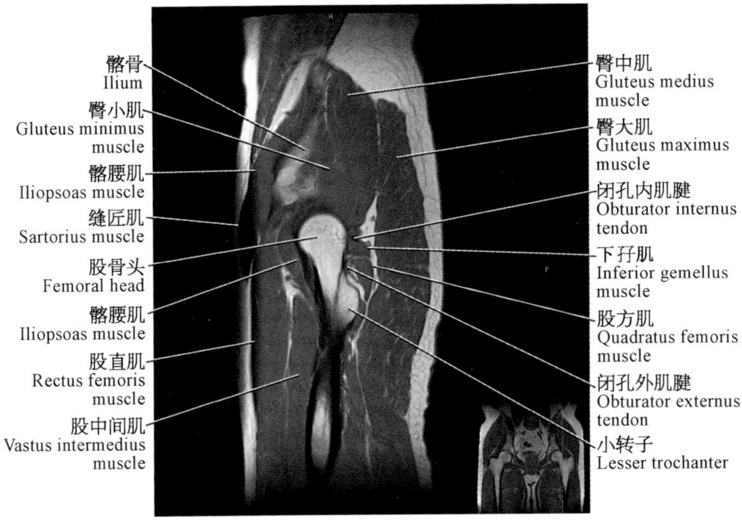
髂骨
Ilium
臀小肌
Gluteus minimus muscle
髂腰肌
Iliopsoas muscle
缝匠肌
Sartorius muscle
股骨头
Femoral head
髂腰肌
Iliopsoas muscle
股直肌
Rectus femoris muscle
股中间肌
Vastus intermedius muscle
臀中肌
Gluteus medius muscle
臀大肌
Gluteus maximus muscle
闭孔内肌腱
Obturator internus tendon
下孖肌
Inferior gemellus muscle
股方肌
Quadratus femoris muscle
闭孔外肌腱
Obturator externus tendon
小转子
Lesser trochanter

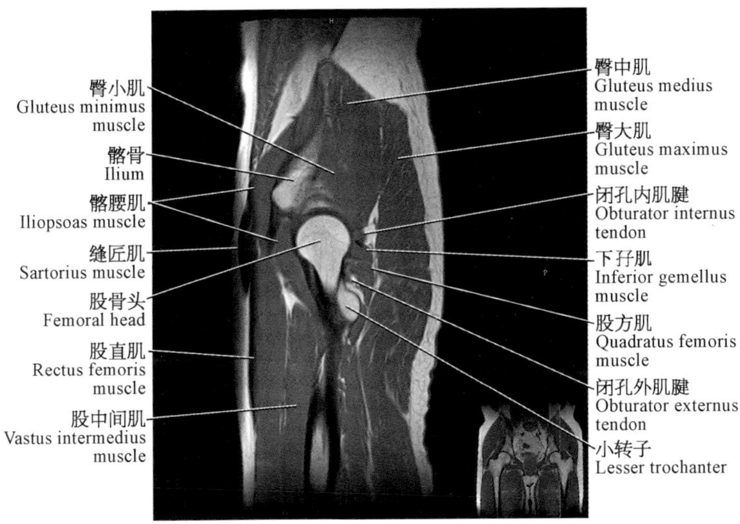
臀小肌
Gluteus minimus muscle
髂骨
Ilium
髂腰肌
Iliopsoas muscle
缝匠肌
Sartorius muscle
股骨头
Femoral head
股直肌
Rectus femoris muscle
股中间肌
Vastus intermedius muscle
臀中肌
Gluteus medius muscle
臀大肌
Gluteus maximus muscle
闭孔内肌腱
Obturator internus tendon
下孖肌
Inferior gemellus muscle
股方肌
Quadratus femoris muscle
闭孔外肌腱
Obturator externus tendon
小转子
Lesser trochanter

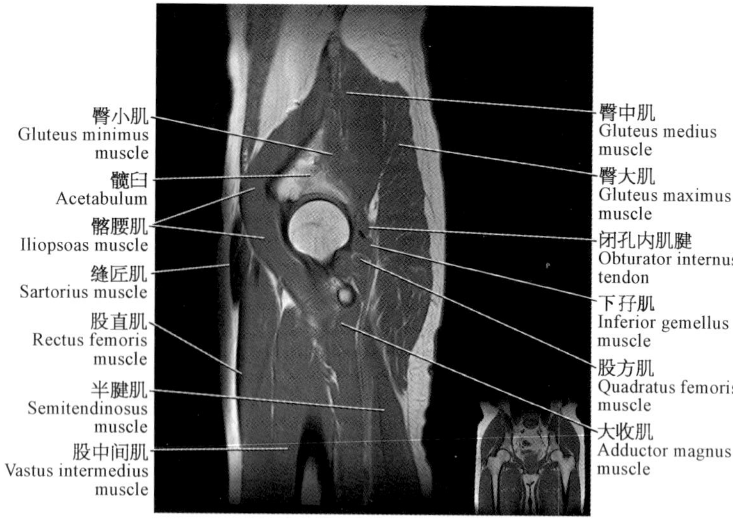
臀小肌
Gluteus minimus muscle
髋臼
Acetabulum
髂腰肌
Iliopsoas muscle
缝匠肌
Sartorius muscle
股直肌
Rectus femoris muscle
半腱肌
Semitendinosus muscle
股中间肌
Vastus intermedius muscle
臀中肌
Gluteus medius muscle
臀大肌
Gluteus maximus muscle
闭孔内肌腱
Obturator internus tendon
下孖肌
Inferior gemellus muscle
股方肌
Quadratus femoris muscle
大收肌
Adductor magnus muscle

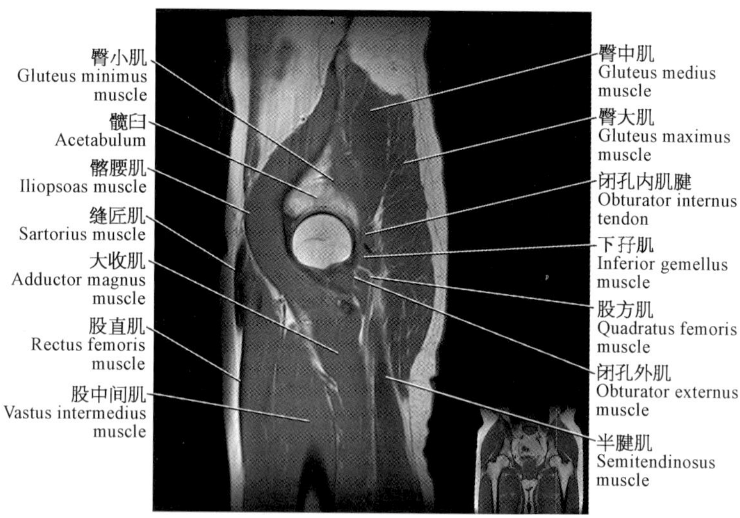
臀小肌
Gluteus minimus muscle
髋臼
Acetabulum
髂腰肌
Iliopsoas muscle
缝匠肌
Sartorius muscle
大收肌
Adductor magnus muscle
股直肌
Rectus femoris muscle
股中间肌
Vastus intermedius muscle
臀中肌
Gluteus medius muscle
臀大肌
Gluteus maximus muscle
闭孔内肌腱
Obturator internus tendon
下孖肌
Inferior gemellus muscle
股方肌
Quadratus femoris muscle
闭孔外肌
Obturator externus muscle
半腱肌
Semitendinosus muscle

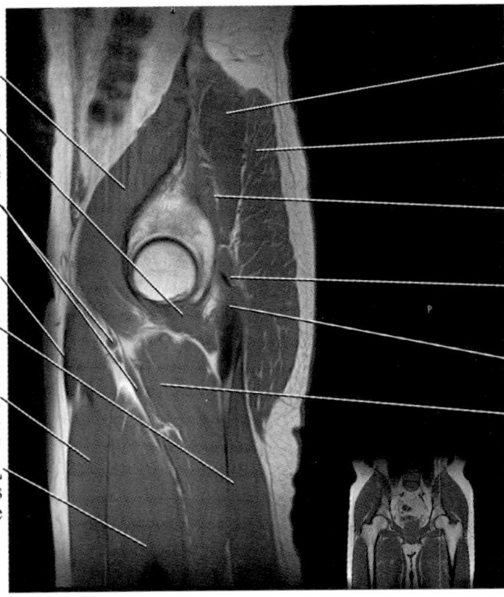
髂腰肌
Iliopsoas muscle
闭孔外肌
Obturator externus muscle
股动静脉
Femoral artery and vein
缝匠肌
Sartorius muscle
半腱肌
Semitendinosus muscle
股直肌
Rectus femoris muscle
股中间肌
Vastus intermedius muscle
臀中肌
Gluteus medius muscle
臀大肌
Gluteus maximus muscle
臀小肌
Gluteus minimus muscle
闭孔内肌腱
Obturator internus tendon
绳肌腱起点
Hamstring tendon
大收肌
Adductor magnus muscle

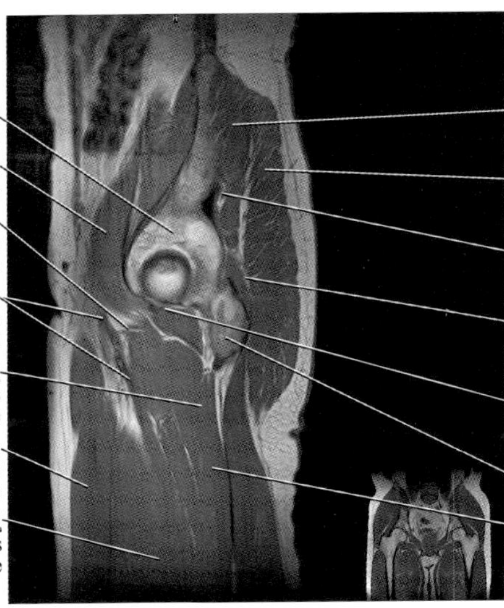
髋臼
Acetabulum
髂腰肌
Iliopsoas muscle
短收肌
Adductor brevis muscle
股动静脉
Femoral artery and vein
大收肌
Adductor magnus muscle
股直肌
Rectus femoris muscle
股中间肌
Vastus intermedius muscle
臀中肌
Gluteus medius muscle
臀大肌
Gluteus maximus muscle
臀小肌腱
Gluteus minimus tendon
上孖肌
Superior gemellus muscle
闭孔外肌
Obturator externus muscle
坐骨结节
Ischial tuberosity
半腱肌
Semitendinosus muscle

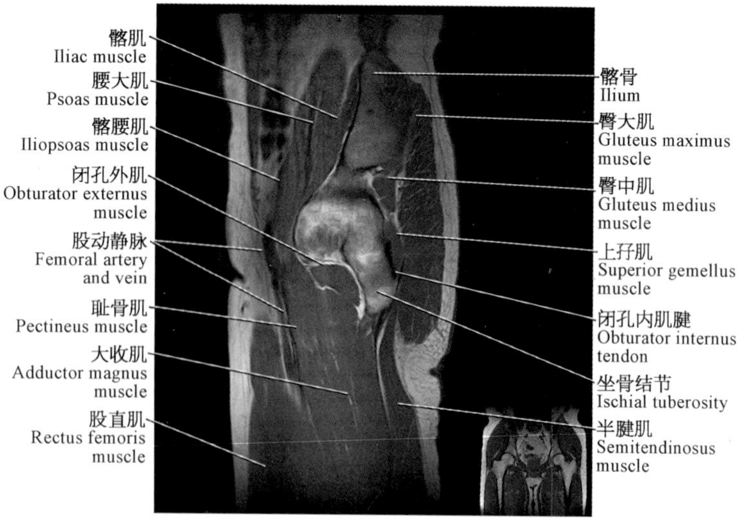
髂肌
Iliac muscle
腰大肌
Psoas muscle
髂腰肌
Iliopsoas muscle
闭孔外肌
Obturator externus muscle
股动静脉
Femoral artery and vein
耻骨肌
Pectineus muscle
大收肌
Adductor magnus muscle
股直肌
Rectus femoris muscle
髂骨
Ilium
臀大肌
Gluteus maximus muscle
臀中肌
Gluteus medius muscle
上孖肌
Superior gemellus muscle
闭孔内肌腱
Obturator internus tendon
坐骨结节
Ischial tuberosity
半腱肌
Semitendinosus muscle

腕关节磁共振图谱

（冠状位）

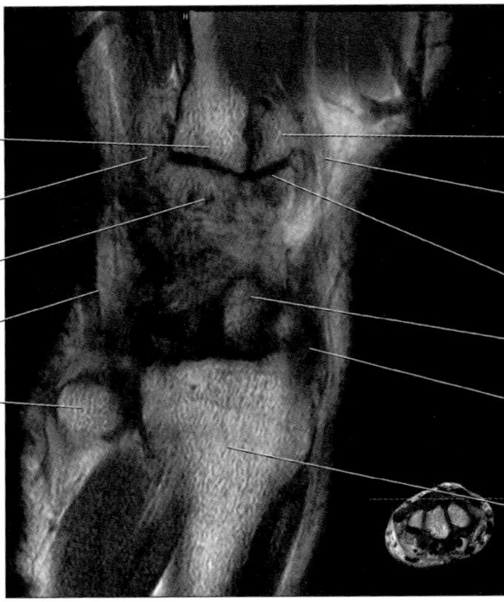
第3掌骨
3th metacarpal
第4掌骨
4th metacarpal
头状骨
Capitate
小指伸肌腱
Extensor digiti minimi tendon
尺骨
Ulna
第2掌骨
2th metacarpal
桡侧腕长伸肌腱
Extensor carpi radialis longus tendon
小多角骨
Trapezoid
舟状骨
Scaphoid
桡侧腕短伸肌腱
Extensor carpi radialis brevis tendon
桡骨
Radius

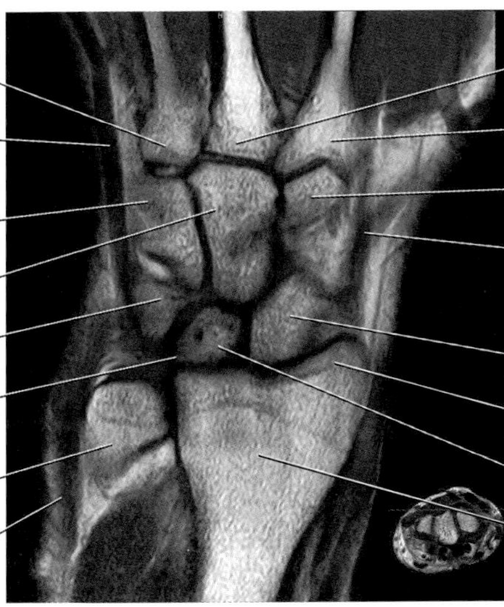
第4掌骨
4th metacarpal
小指伸肌腱
Extensor digiti minimi tendon
钩骨
Hamate
头状骨
Capitate
三角骨
Triquetrum
背侧桡尺韧带
Dorsal radioulnar ligament
尺骨
Ulna
尺侧腕伸肌腱
Extensor carpi ulnaris tendon
第3掌骨
3th metacarpal
第2掌骨
2th metacarpal
小多角骨
Trapezoid
桡侧腕长伸肌腱
Extensor carpi radialis longus tendon
舟状骨
Scaphoid
桡骨茎突
Radial styloid
月骨
Lunate
桡骨
Radius

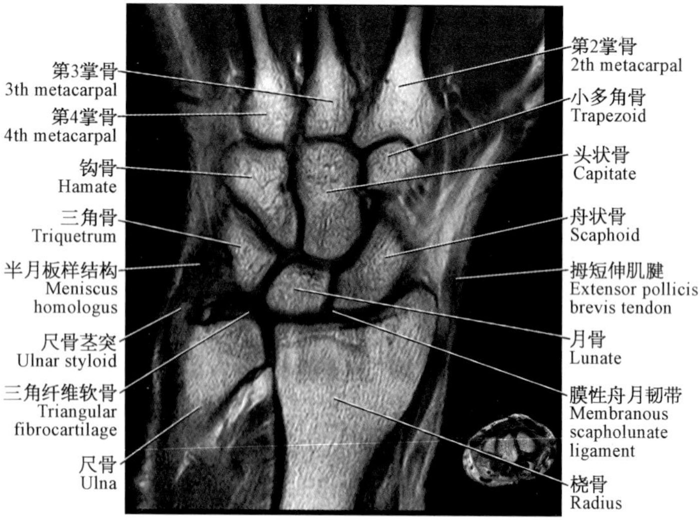
第3掌骨
3th metacarpal
第4掌骨
4th metacarpal
钩骨
Hamate
三角骨
Triquetrum
半月板样结构
Meniscus homologus
尺骨茎突
Ulnar styloid
三角纤维软骨
Triangular fibrocartilage
尺骨
Ulna
第2掌骨
2th metacarpal
小多角骨
Trapezoid
头状骨
Capitate
舟状骨
Scaphoid
拇短伸肌腱
Extensor pollicis brevis tendon
月骨
Lunate
膜性舟月韧带
Membranous scapholunate ligament
桡骨
Radius

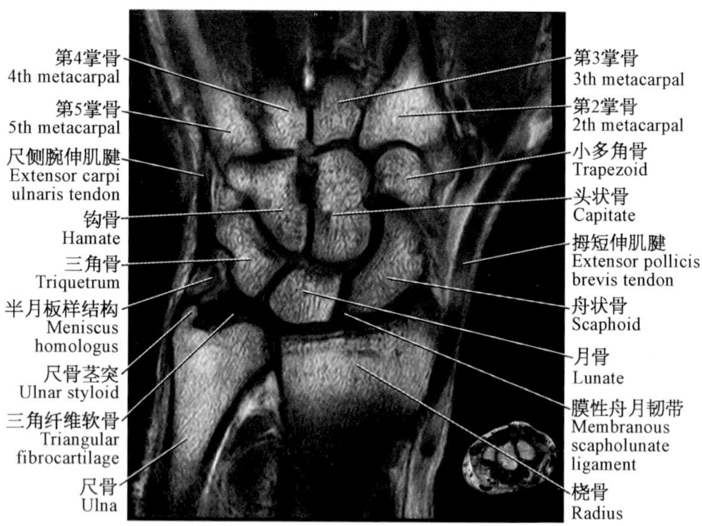
第4掌骨
4th metacarpal
第5掌骨
5th metacarpal
尺侧腕伸肌腱
Extensor carpi ulnaris tendon
钩骨
Hamate
三角骨
Triquetrum
半月板样结构
Meniscus homologus
尺骨茎突
Ulnar styloid
三角纤维软骨
Triangular fibrocartilage
尺骨
Ulna
第3掌骨
3th metacarpal
第2掌骨
2th metacarpal
小多角骨
Trapezoid
头状骨
Capitate
拇短伸肌腱
Extensor pollicis brevis tendon
舟状骨
Scaphoid
月骨
Lunate
膜性舟月韧带
Membranous scapholunate ligament
桡骨
Radius

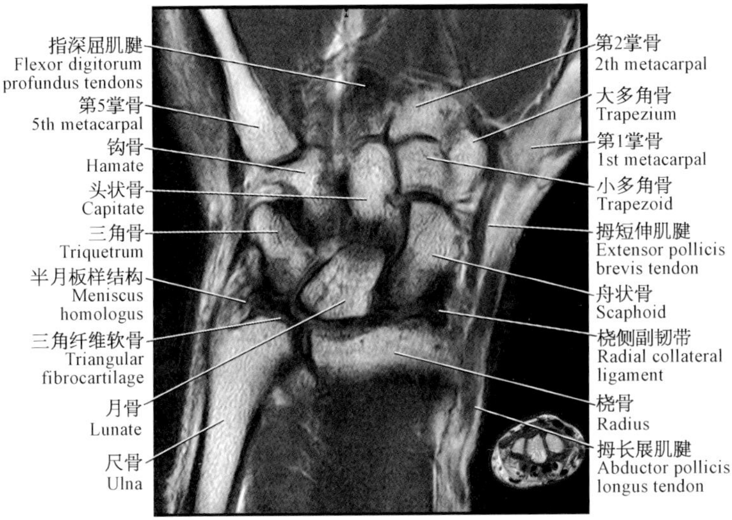
指深屈肌腱
Flexor digitorum profundus tendons
第5掌骨
5th metacarpal
钩骨
Hamate
头状骨
Capitate
三角骨
Triquetrum
半月板样结构
Meniscus homologus
三角纤维软骨
Triangular fibrocartilage
月骨
Lunate
尺骨
Ulna
第2掌骨
2th metacarpal
大多角骨
Trapezium
第1掌骨
1st metacarpal
小多角骨
Trapezoid
拇短伸肌腱
Extensor pollicis brevis tendon
舟状骨
Scaphoid
桡侧副韧带
Radial collateral ligament
桡骨
Radius
拇长展肌腱
Abductor pollicis longus tendon

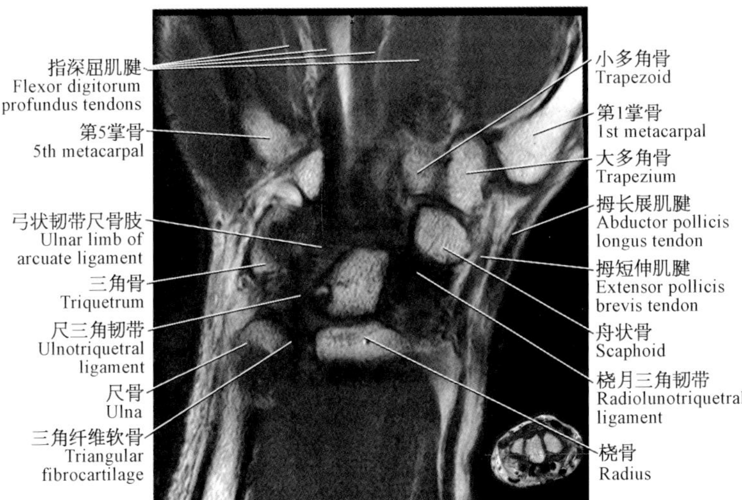
指深屈肌腱
Flexor digitorum profundus tendons
第5掌骨
5th metacarpal
弓状韧带尺骨肢
Ulnar limb of arcuate ligament
三角骨
Triquetrum
尺三角韧带
Ulnotriquetral ligament
尺骨
Ulna
三角纤维软骨
Triangular fibrocartilage
小多角骨
Trapezoid
第1掌骨
1st metacarpal
大多角骨
Trapezium
拇长展肌腱
Abductor pollicis longus tendon
拇短伸肌腱
Extensor pollicis brevis tendon
舟状骨
Scaphoid
桡月三角韧带
Radiolunotriquetral ligament
桡骨
Radius

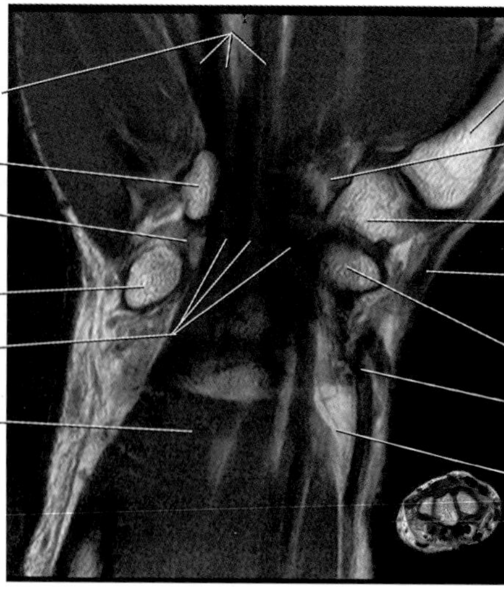
指浅屈肌腱
Flexor digitorum superficialis tendons
钩骨钩
Hook of hamate
豆钩韧带
Pisohamate ligament
豌豆骨
Pisiform
指深屈肌腱
Flexor digitorum profundus
旋前方肌
Pronator quadratus muscle
第1掌骨
1st metacarpal
桡侧腕屈肌腱
Flexor carpi radialis tendon
大多角骨
Trapezium
拇长展肌腱
Abductor pollicis longus tendon
舟状骨
Scaphoid
拇短伸肌腱
Extensor pollicis brevis tendon
桡骨
Radius

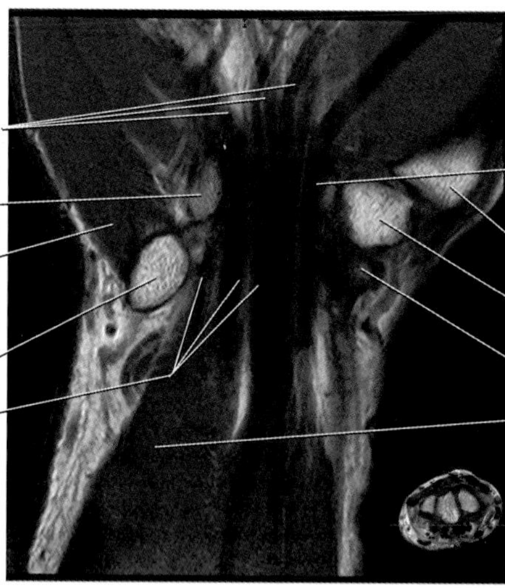
指浅屈肌腱
Flexor digitorum superficialis tendons
钩骨钩
Hook of hamate
小指短屈肌
Flexor digiti minimi brevis muscle
豌豆骨
Pisiform
指深屈肌腱
Flexor digitorum profundus
拇长展肌腱
Abductor pollicis longus tendon
第1掌骨
1st metacarpal
大多角骨
Trapezium
舟状骨
Scaphoid
旋前方肌
Pronator quadratus muscle

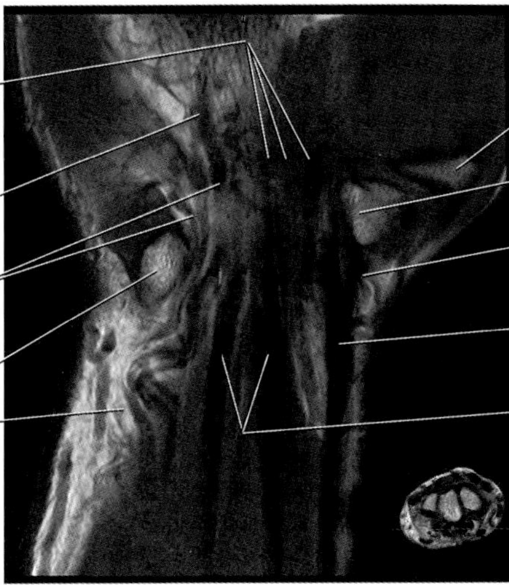
指浅屈肌腱
Flexor digitorum superficialis tendons
尺神经深支
Deep branch ulnar nerve
尺神经分支
Ulnar nerve branches
豌豆骨
Pisiform
尺侧腕屈肌腱
Flexor carpi ulnaris tendon
第1掌骨
1st metacarpal
大多角骨
Trapezium
桡侧腕屈肌腱
Flexor carpi radialis tendon
拇长屈肌腱
Flexor pollicis longus tendon
指深屈肌腱
Flexor digitorum profundus tendons

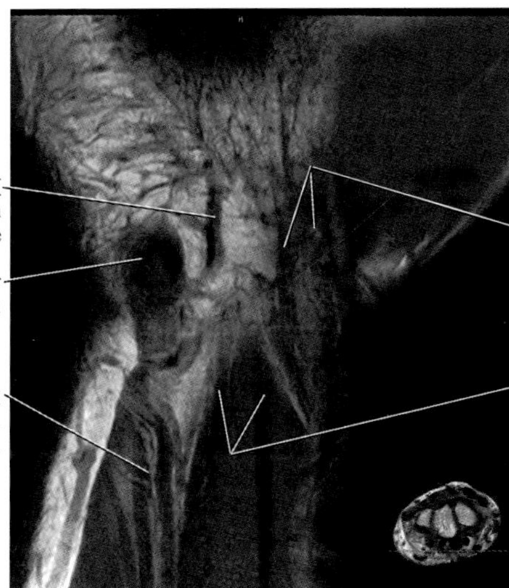
尺神经深支
Deep branch ulnar nerve
豌豆骨
Pisiform
尺侧腕屈肌腱
Flexor carpi ulnaris tendon
指浅屈肌腱
Flexor digitorum superficialis tendons
指浅屈肌腱
Flexor digitorum superficialis tendons

腕关节磁共振图谱

（横断位）

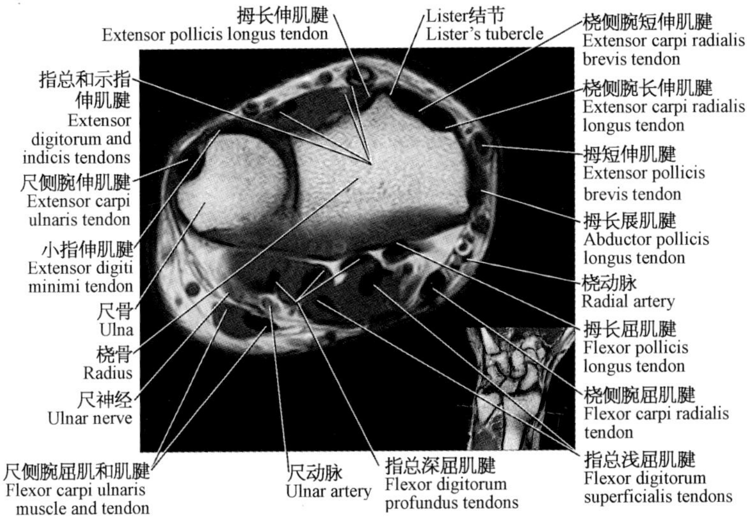
拇长伸肌腱
Extensor pollicis longus tendon
Lister结节
Lister's tubercle
桡侧腕短伸肌腱
Extensor carpi radialis brevis tendon
指总和示指伸肌腱
Extensor digitorum and indicis tendons
桡侧腕长伸肌腱
Extensor carpi radialis longus tendon
拇短伸肌腱
Extensor pollicis brevis tendon
尺侧腕伸肌腱
Extensor carpi ulnaris tendon
拇长展肌腱
Abductor pollicis longus tendon
小指伸肌腱
Extensor digiti minimi tendon
桡动脉
Radial artery
尺骨
Ulna
拇长屈肌腱
Flexor pollicis longus tendon
桡骨
Radius
桡侧腕屈肌腱
Flexor carpi radialis tendon
尺神经
Ulnar nerve
指总浅屈肌腱
Flexor digitorum superficialis tendons
尺侧腕屈肌和肌腱
Flexor carpi ulnaris muscle and tendon
尺动脉
Ulnar artery
指总深屈肌腱
Flexor digitorum profundus tendons

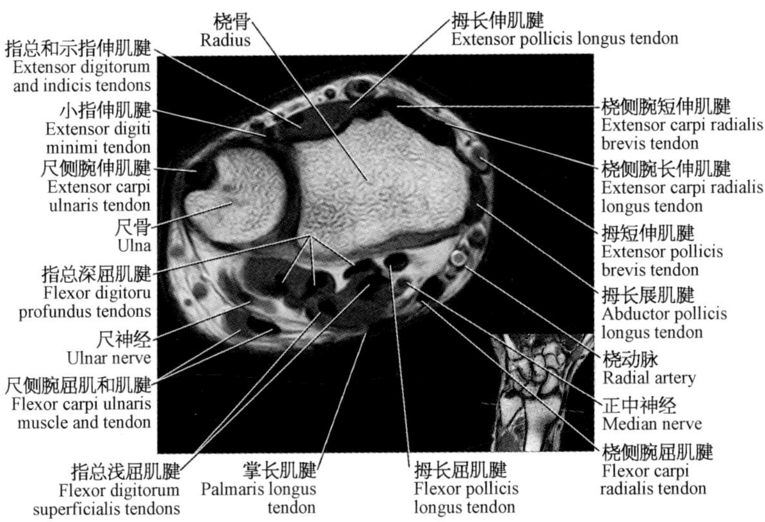
桡骨
Radius
拇长伸肌腱
Extensor pollicis longus tendon
指总和示指伸肌腱
Extensor digitorum and indicis tendons
小指伸肌腱
Extensor digiti minimi tendon
桡侧腕短伸肌腱
Extensor carpi radialis brevis tendon
尺侧腕伸肌腱
Extensor carpi ulnaris tendon
桡侧腕长伸肌腱
Extensor carpi radialis longus tendon
尺骨
Ulna
拇短伸肌腱
Extensor pollicis brevis tendon
指总深屈肌腱
Flexor digitoru profundus tendons
拇长展肌腱
Abductor pollicis longus tendon
尺神经
Ulnar nerve
桡动脉
Radial artery
尺侧腕屈肌和肌腱
Flexor carpi ulnaris muscle and tendon
正中神经
Median nerve
桡侧腕屈肌腱
Flexor carpi radialis tendon
指总浅屈肌腱
Flexor digitorum superficialis tendons
掌长肌腱
Palmaris longus tendon
拇长屈肌腱
Flexor pollicis longus tendon

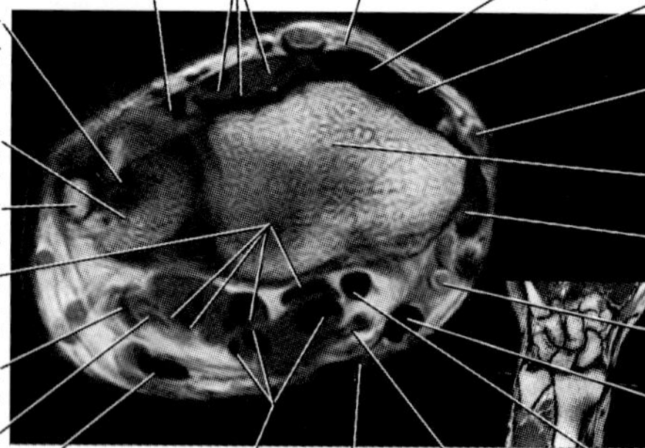
指总和示指伸肌腱
Extensor digitorum and indicis tendons
小指伸肌腱
Extensor digiti minimi tendon
三角纤维软骨
Triangular fibrocartilage
尺骨茎突
Ulnar styloid
尺骨
Ulna
指总深屈肌腱
Flexor digitorum profundus tendons
尺神经
Ulnar nerve
尺动脉
Ulnar artery
尺侧腕屈肌腱
Flexor carpi ulnaris tendon
指总浅屈肌腱
Flexor digitorum superficialis tendons
掌长肌腱
Palmaris longus tendon
正中神经
Median nerve
拇长伸肌腱
Extensor pollicis longus tendon
桡侧腕短伸肌腱
Extensor carpi radialis brevis tendon
桡侧腕长伸肌腱
Extensor carpi radialis longus tendon
拇短伸肌腱
Extensor pollicis brevis tendon
桡骨
Radius
拇长展肌腱
Abductor pollicis longus tendon
桡动脉
Radial artery
桡侧腕屈肌腱
Flexor carpi radialis tendon
拇长屈肌腱
Flexor pollicis longus tendon

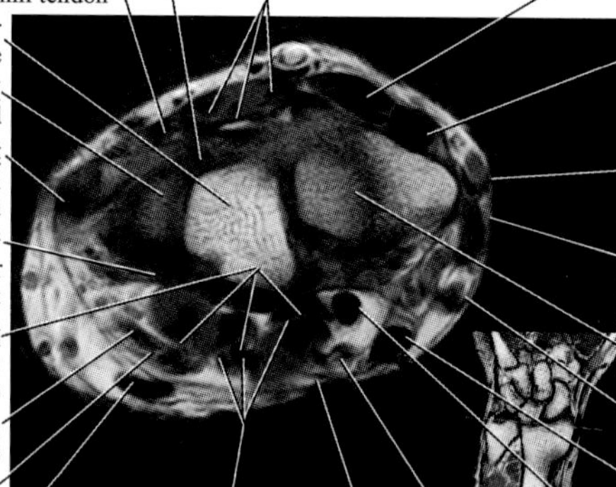
背侧桡尺韧带
Dorsal radioulnar ligament
小指伸肌腱
Extensor digiti minimi tendon
月骨
Lunate
尺骨茎突
Ulnar styloid
尺侧腕伸肌腱
Extensor carpi ulnaris tendon
掌侧桡尺韧带
Volar radioulnar ligament
指总深屈肌腱
Flexor digitorum profundus tendons
尺神经
Ulnar nerve
尺动脉
Ulnar artery
尺侧腕屈肌腱
Flexor carpi ulnaris and tendon
指总浅屈肌腱
Flexor digitorum superficialis tendons
掌长肌腱
Palmaris longus tendon
正中神经
Median nerve
指总和示指伸肌腱
Extensor digitorum and indicis tendons
桡侧腕短伸肌腱
Extensor carpi radialis brevis tendon
桡侧腕长伸肌腱
Extensor carpi radialis longus tendon
拇短伸肌腱
Extensor pollicis brevis tendon
拇长展肌腱
Abductor pollicis longus tendon
桡骨
Radius
桡动脉
Radial artery
桡侧腕屈肌腱
Flexor carpi radialis tendon
拇长屈肌腱
Flexor pollicis longus tendon

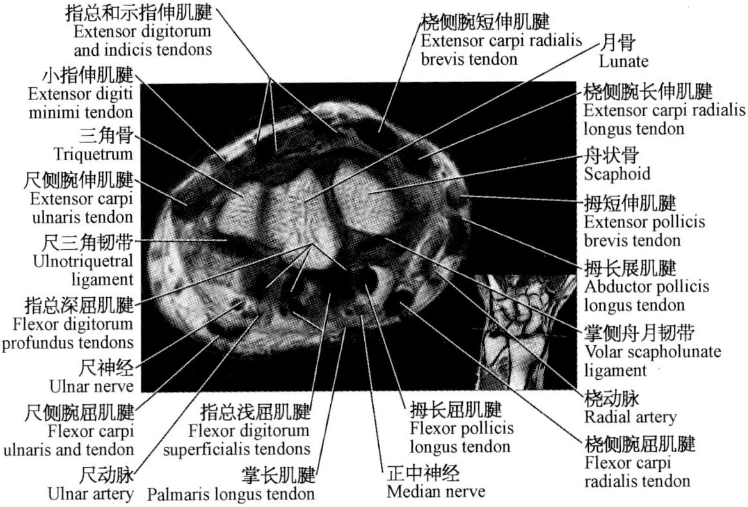
指总和示指伸肌腱
Extensor digitorum and indicis tendons
小指伸肌腱
Extensor digiti minimi tendon
三角骨
Triquetrum
尺侧腕伸肌腱
Extensor carpi ulnaris tendon
尺三角韧带
Ulnotriquetral ligament
指总深屈肌腱
Flexor digitorum profundus tendons
尺神经
Ulnar nerve
尺侧腕屈肌腱
Flexor carpi ulnaris and tendon
尺动脉
Ulnar artery
指总浅屈肌腱
Flexor digitorum superficialis tendons
掌长肌腱
Palmaris longus tendon
正中神经
Median nerve
拇长屈肌腱
Flexor pollicis longus tendon
桡侧腕短伸肌腱
Extensor carpi radialis brevis tendon
月骨
Lunate
桡侧腕长伸肌腱
Extensor carpi radialis longus tendon
舟状骨
Scaphoid
拇短伸肌腱
Extensor pollicis brevis tendon
拇长展肌腱
Abductor pollicis longus tendon
掌侧舟月韧带
Volar scapholunate ligament
桡动脉
Radial artery
桡侧腕屈肌腱
Flexor carpi radialis tendon

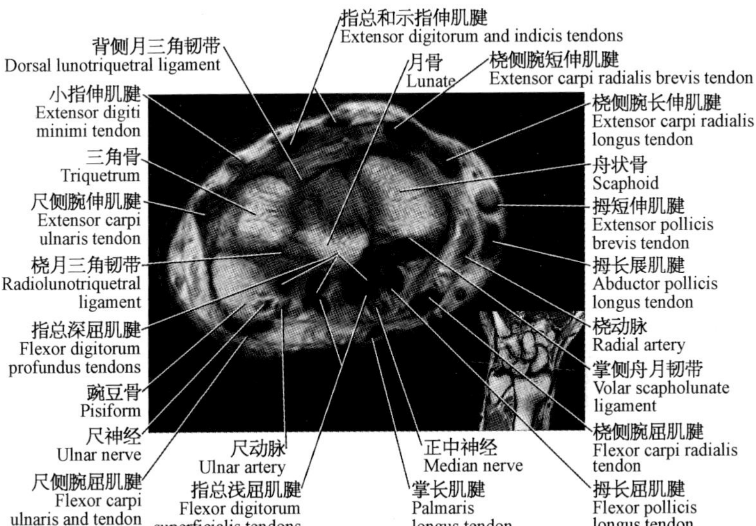
指总和示指伸肌腱
Extensor digitorum and indicis tendons
背侧月三角韧带
Dorsal lunotriquetral ligament
月骨
Lunate
桡侧腕短伸肌腱
Extensor carpi radialis brevis tendon
小指伸肌腱
Extensor digiti minimi tendon
三角骨
Triquetrum
尺侧腕伸肌腱
Extensor carpi ulnaris tendon
桡月三角韧带
Radiolunotriquetral ligament
指总深屈肌腱
Flexor digitorum profundus tendons
豌豆骨
Pisiform
尺神经
Ulnar nerve
尺侧腕屈肌腱
Flexor carpi ulnaris and tendon
尺动脉
Ulnar artery
指总浅屈肌腱
Flexor digitorum superficialis tendons
正中神经
Median nerve
掌长肌腱
Palmaris longus tendon
桡侧腕长伸肌腱
Extensor carpi radialis longus tendon
舟状骨
Scaphoid
拇短伸肌腱
Extensor pollicis brevis tendon
拇长展肌腱
Abductor pollicis longus tendon
桡动脉
Radial artery
掌侧舟月韧带
Volar scapholunate ligament
桡侧腕屈肌腱
Flexor carpi radialis tendon
拇长屈肌腱
Flexor pollicis longus tendon

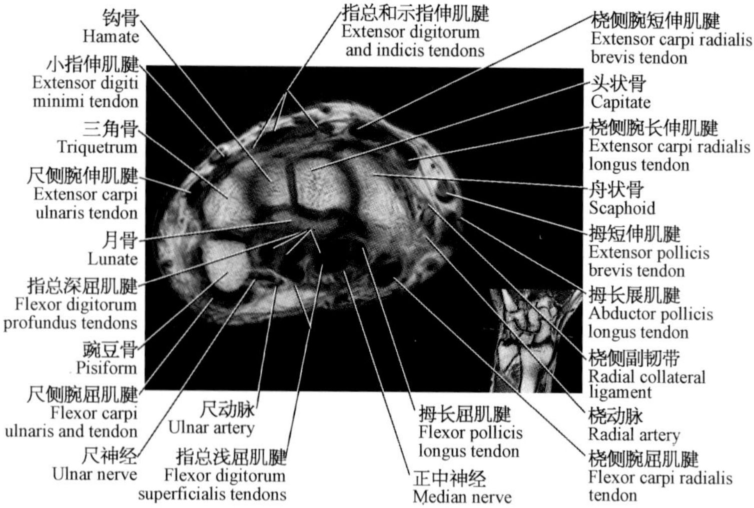
钩骨
Hamate
指总和示指伸肌腱
Extensor digitorum and indicis tendons
桡侧腕短伸肌腱
Extensor carpi radialis brevis tendon
小指伸肌腱
Extensor digiti minimi tendon
头状骨
Capitate
三角骨
Triquetrum
桡侧腕长伸肌腱
Extensor carpi radialis longus tendon
尺侧腕伸肌腱
Extensor carpi ulnaris tendon
舟状骨
Scaphoid
月骨
Lunate
拇短伸肌腱
Extensor pollicis brevis tendon
指总深屈肌腱
Flexor digitorum profundus tendons
拇长展肌腱
Abductor pollicis longus tendon
豌豆骨
Pisiform
桡侧副韧带
Radial collateral ligament
尺侧腕屈肌腱
Flexor carpi ulnaris and tendon
尺动脉
Ulnar artery
拇长屈肌腱
Flexor pollicis longus tendon
桡动脉
Radial artery
尺神经
Ulnar nerve
指总浅屈肌腱
Flexor digitorum superficialis tendons
正中神经
Median nerve
桡侧腕屈肌腱
Flexor carpi radialis tendon

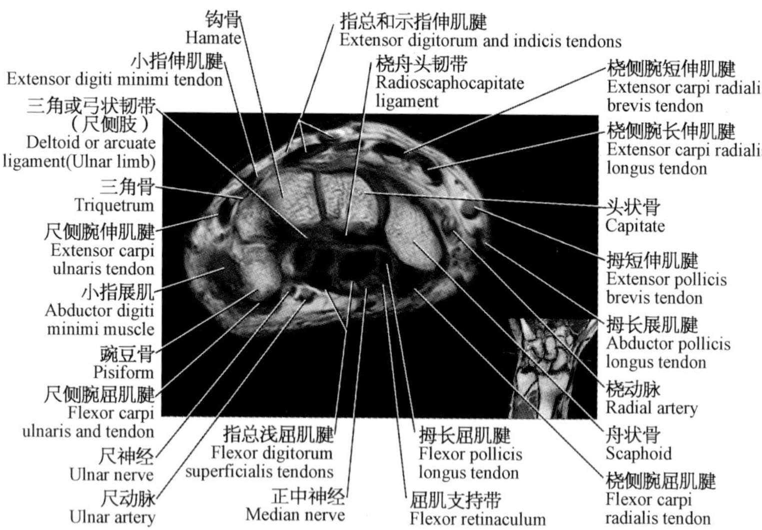
钩骨
Hamate
指总和示指伸肌腱
Extensor digitorum and indicis tendons
小指伸肌腱
Extensor digiti minimi tendon
桡舟头韧带
Radioscaphocapitate ligament
桡侧腕短伸肌腱
Extensor carpi radialis brevis tendon
三角或弓状韧带（尺侧肢）
Deltoid or arcuate ligament(Ulnar limb)
桡侧腕长伸肌腱
Extensor carpi radialis longus tendon
三角骨
Triquetrum
头状骨
Capitate
尺侧腕伸肌腱
Extensor carpi ulnaris tendon
拇短伸肌腱
Extensor pollicis brevis tendon
小指展肌
Abductor digiti minimi muscle
拇长展肌腱
Abductor pollicis longus tendon
豌豆骨
Pisiform
桡动脉
Radial artery
尺侧腕屈肌腱
Flexor carpi ulnaris and tendon
舟状骨
Scaphoid
指总浅屈肌腱
Flexor digitorum superficialis tendons
拇长屈肌腱
Flexor pollicis longus tendon
尺神经
Ulnar nerve
桡侧腕屈肌腱
Flexor carpi radialis tendon
尺动脉
Ulnar artery
正中神经
Median nerve
屈肌支持带
Flexor retinaculum

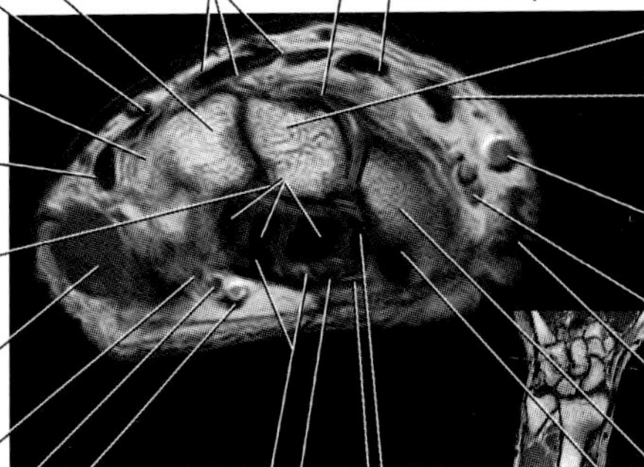
指总和示指伸肌腱
Extensor digitorum and indicis tendons
钩骨
Hamate
小指伸肌腱
Extensor digiti minimi tendon
三角骨
Triquetrum
尺侧腕伸肌腱
Extensor carpi ulnaris tendon
指总深屈肌腱
Flexor digitorum profundus tendons
小指展肌
Abductor digiti minimi muscle
尺神经运动支
Motor branch ulnar nerve
尺神经感觉支
Sensory branch ulnar nerve
尺动脉
Ulnar artery
指总浅屈肌腱
Flexor digitorum superficialis tendons
正中神经
Median nerve
背侧腕间韧带的三角舟骨束
Triquetroscaphoid fascicle of dorsal intercarpal ligament
桡侧腕短伸肌腱
Extensor carpi radialis brevis tendon
头状骨
Capitate
桡侧腕长伸肌腱
Extensor carpi radialis longus tendon
拇短伸肌腱
Extensor pollicis brevis tendon
桡动脉
Radial artery
拇长展肌腱
Abductor pollicis longus tendon
舟骨
Scaphoid
桡侧腕屈肌腱
Flexor carpi radialis tendon
拇长屈肌腱
Flexor pollicis longus tendon
屈肌支持带
Flexor retinaculum

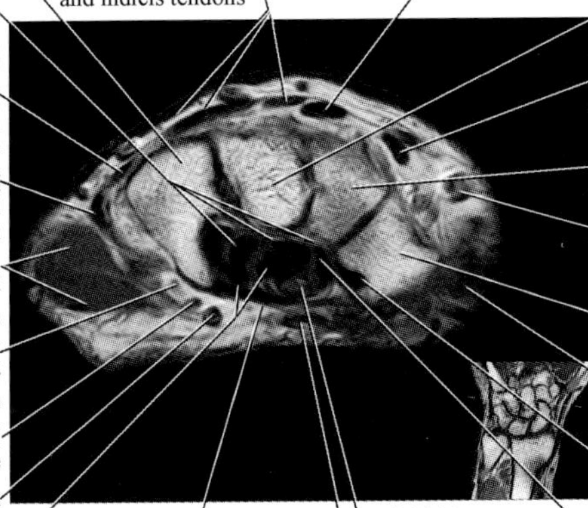
钩骨
Hamate
指总和示指伸肌腱
Extensor digitorum and indicis tendons
指总深屈肌腱
Flexor digitorum profundus tendons
小指伸肌腱
Extensor digiti minimi tendon
尺侧腕伸肌腱
Extensor carpi ulnaris tendon
小指展肌和屈肌
Abductor and flexor digiti minimi muscles
尺神经深支
Deep branch ulnar nerve
尺神经浅支
Superficial ulnar nerve
尺动脉
Ulnar artery
指总浅屈肌腱
Flexor digitorum superficialis tendons
屈肌支持带
Flexor retinaculum
正中神经
Median nerve
掌腱膜
Palmar aponeurosis
桡侧腕短伸肌腱
Extensor carpi radialis brevis tendon
头状骨
Capitate
桡侧腕长伸肌腱
Extensor carpi radialis longus tendon
小多角骨
Trapezoid
拇短伸肌腱
Extensor pollicis brevis tendon
大多角骨
Trapezium
拇长展肌腱
Abductor pollicis longus tendon
桡侧腕屈肌腱
Flexor carpi radialis tendon
拇长屈肌腱
Flexor pollicis longus tendon

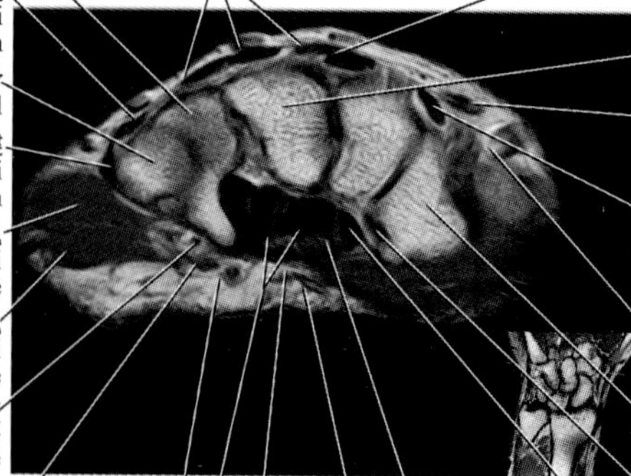
钩骨
Hamate
小指伸肌腱
Extensor digiti minimi tendon
第5掌骨
5th metacarpal
尺侧腕伸肌腱
Extensor carpi ulnaris tendon
小指展肌
Abductor digiti minimi muscle
小指短屈肌
Flexor digiti minimi brevis muscle
尺神经深支
Deep branch ulnar nerve
尺神经浅支
Superficial ulnar nerve
尺动脉
Ulnar artery
指总浅屈肌腱
Flexor digitorum superficialis tendons
屈肌支持带
Flexor retinaculum
掌腱膜
Palmar aponeurosis
正中神经
Median nerve
指总和示指伸肌腱
Extensor digitorum and indicis tendons
桡侧腕短伸肌腱
Extensor carpi radialis brevis tendon
头状骨
Capitate
拇长伸肌腱
Extensor pollicis longus tendon
桡侧腕长伸肌腱
Extensor carpi radialis longus tendon
拇短伸肌腱
Extensor pollicis brevis tendon
大多角骨
Trapezium
桡侧腕屈肌腱
Flexor carpi radialis tendon
拇长屈肌腱
Flexor pollicis longus tendon

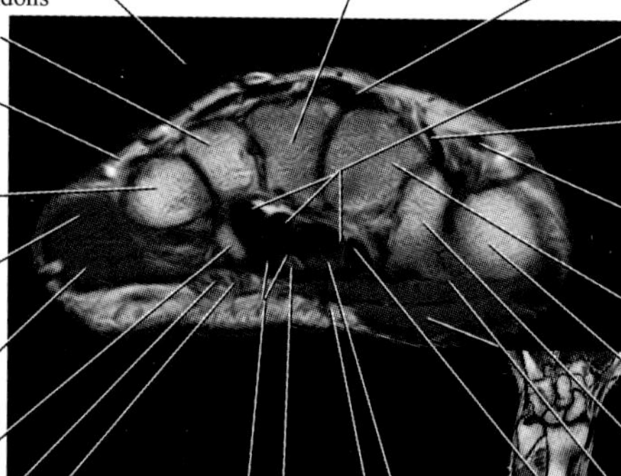
指总和示指伸肌腱
Extensor digitorum and indicis tendons
钩骨
Hamate
小指伸肌腱
Extensor digiti minimi tendon
第5掌骨
5th metacarpal
小指展肌
Abductor digiti minimi muscle
小指短屈肌
Flexor digiti minimi brevis muscle
钩骨钩
Hook of hamate
尺神经
Ulnar nerve
尺动脉
Ulnar artery
指总浅屈肌腱
Flexor digitorum superficialis tendons
屈肌支持带
Flexor retinaculum
掌腱膜
Palmar aponeurosis
正中神经
Median nerve
头状骨
Capitate
桡侧腕短伸肌腱
Extensor carpi radialis brevis tendon
指总深屈肌腱
Flexor digitorum profundus tendons
桡侧腕长伸肌腱
Extensor carpi radialis longus tendon
拇长伸肌腱
Extensor pollicis longus tendon
小多角骨
Trapezoid
第1掌骨
1st metacarpal
大多角骨
Trapezium
拇短展肌和屈肌
Abductor and flexor pollicis brevis muscles
拇长屈肌腱
Flexor pollicis longus tendon

腕关节磁共振图谱

（矢状位）

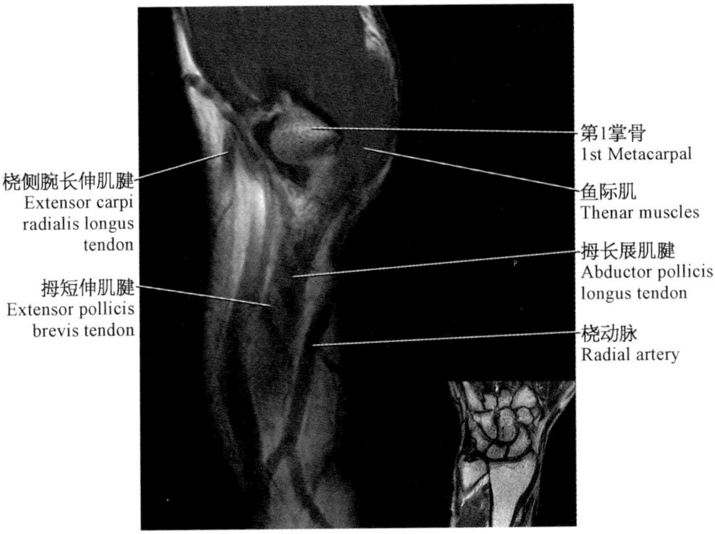
第1掌骨
1st Metacarpal
桡侧腕长伸肌腱
Extensor carpi radialis longus tendon
鱼际肌
Thenar muscles
拇长展肌腱
Abductor pollicis longus tendon
拇短伸肌腱
Extensor pollicis brevis tendon
桡动脉
Radial artery

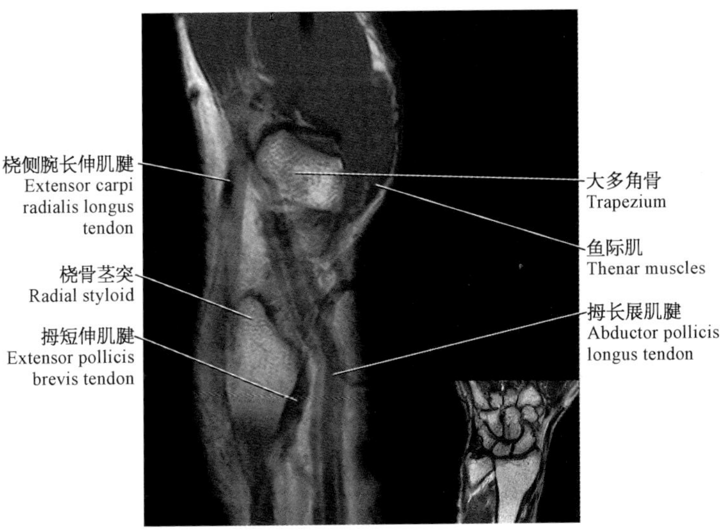
桡侧腕长伸肌腱
Extensor carpi radialis longus tendon
大多角骨
Trapezium
鱼际肌
Thenar muscles
桡骨茎突
Radial styloid
拇长展肌腱
Abductor pollicis longus tendon
拇短伸肌腱
Extensor pollicis brevis tendon

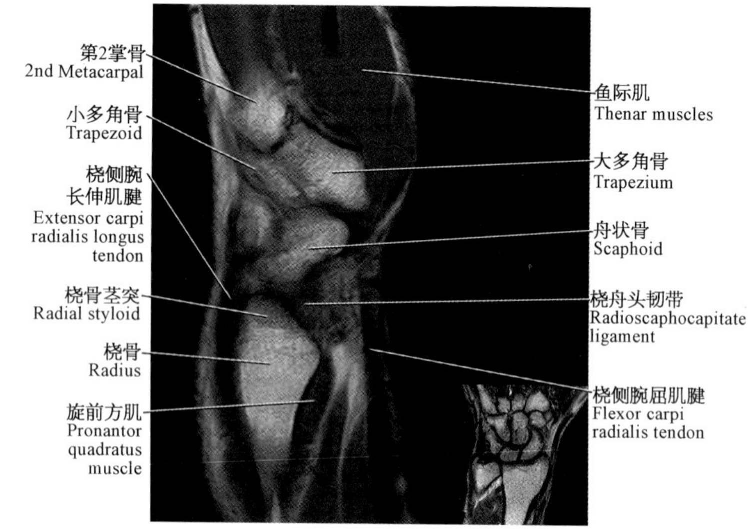
第2掌骨
2nd Metacarpal
小多角骨
Trapezoid
桡侧腕长伸肌腱
Extensor carpi radialis longus tendon
桡骨茎突
Radial styloid
桡骨
Radius
旋前方肌
Pronantor quadratus muscle
鱼际肌
Thenar muscles
大多角骨
Trapezium
舟状骨
Scaphoid
桡舟头韧带
Radioscaphocapitate ligament
桡侧腕屈肌腱
Flexor carpi radialis tendon

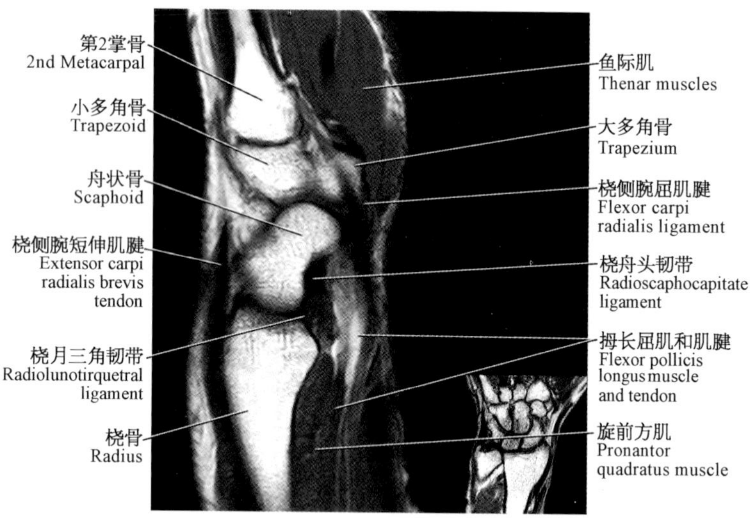
第2掌骨
2nd Metacarpal
小多角骨
Trapezoid
舟状骨
Scaphoid
桡侧腕短伸肌腱
Extensor carpi radialis brevis tendon
桡月三角韧带
Radiolunotirquetral ligament
桡骨
Radius
鱼际肌
Thenar muscles
大多角骨
Trapezium
桡侧腕屈肌腱
Flexor carpi radialis ligament
桡舟头韧带
Radioscaphocapitate ligament
拇长屈肌和肌腱
Flexor pollicis longus muscle and tendon
旋前方肌
Pronantor quadratus muscle

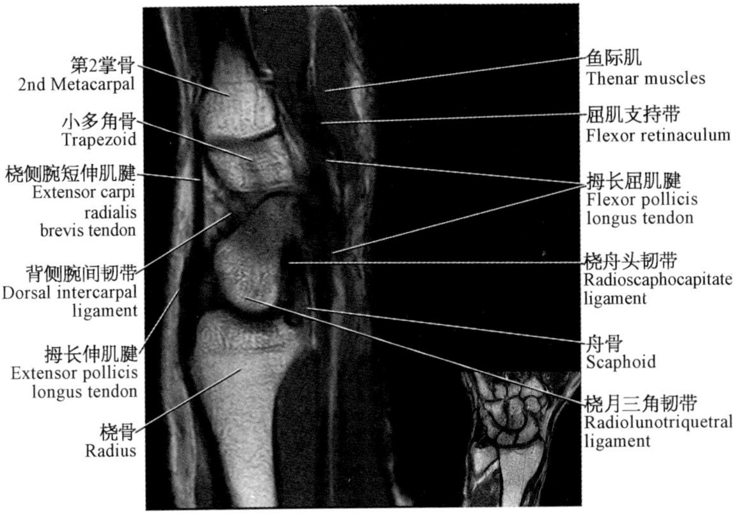
第2掌骨
2nd Metacarpal
小多角骨
Trapezoid
桡侧腕短伸肌腱
Extensor carpi radialis brevis tendon
背侧腕间韧带
Dorsal intercarpal ligament
拇长伸肌腱
Extensor pollicis longus tendon
桡骨
Radius
鱼际肌
Thenar muscles
屈肌支持带
Flexor retinaculum
拇长屈肌腱
Flexor pollicis longus tendon
桡舟头韧带
Radioscaphocapitate ligament
舟骨
Scaphoid
桡月三角韧带
Radiolunotriquetral ligament

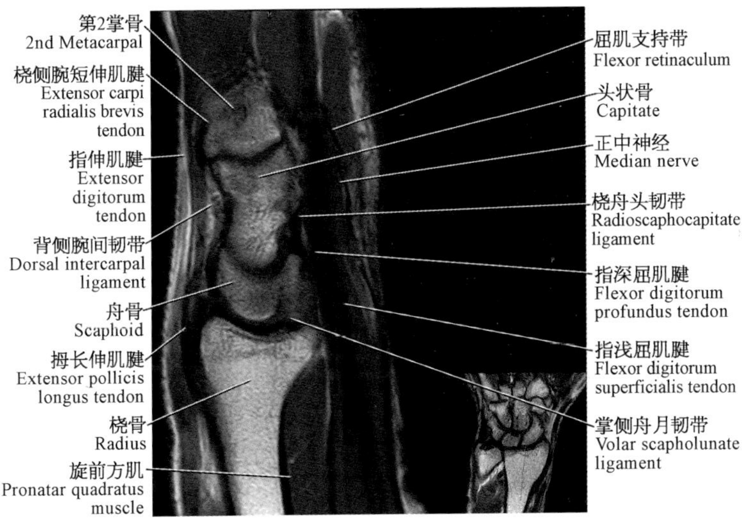
第2掌骨
2nd Metacarpal
桡侧腕短伸肌腱
Extensor carpi radialis brevis tendon
指伸肌腱
Extensor digitorum tendon
背侧腕间韧带
Dorsal intercarpal ligament
舟骨
Scaphoid
拇长伸肌腱
Extensor pollicis longus tendon
桡骨
Radius
旋前方肌
Pronatar quadratus muscle
屈肌支持带
Flexor retinaculum
头状骨
Capitate
正中神经
Median nerve
桡舟头韧带
Radioscaphocapitate ligament
指深屈肌腱
Flexor digitorum profundus tendon
指浅屈肌腱
Flexor digitorum superficialis tendon
掌侧舟月韧带
Volar scapholunate ligament

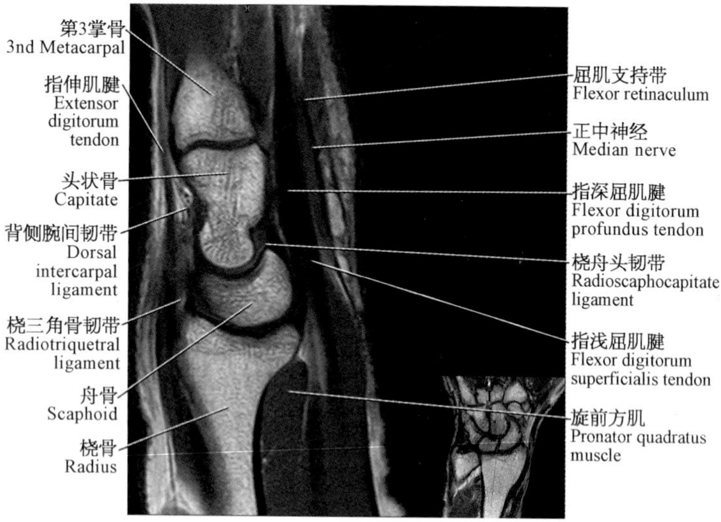
第3掌骨
3nd Metacarpal
指伸肌腱
Extensor digitorum tendon
头状骨
Capitate
背侧腕间韧带
Dorsal intercarpal ligament
桡三角骨韧带
Radiotriquetral ligament
舟骨
Scaphoid
桡骨
Radius
屈肌支持带
Flexor retinaculum
正中神经
Median nerve
指深屈肌腱
Flexor digitorum profundus tendon
桡舟头韧带
Radioscaphocapitate ligament
指浅屈肌腱
Flexor digitorum superficialis tendon
旋前方肌
Pronator quadratus muscle

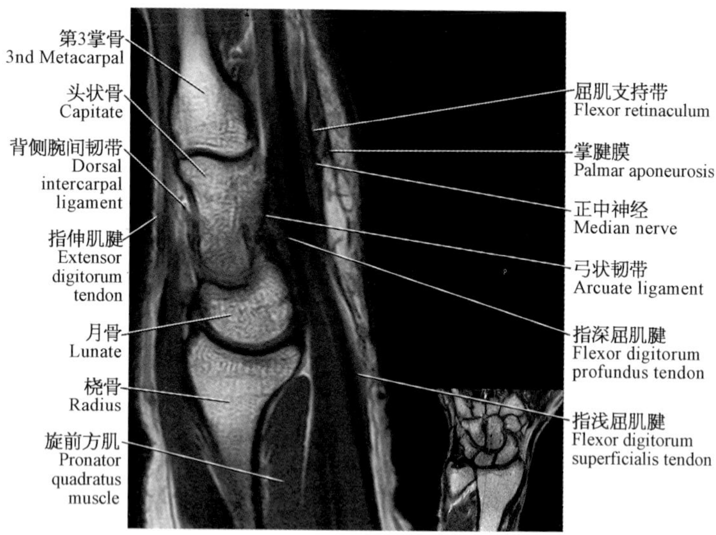
第3掌骨
3nd Metacarpal
头状骨
Capitate
背侧腕间韧带
Dorsal intercarpal ligament
指伸肌腱
Extensor digitorum tendon
月骨
Lunate
桡骨
Radius
旋前方肌
Pronator quadratus muscle
屈肌支持带
Flexor retinaculum
掌腱膜
Palmar aponeurosis
正中神经
Median nerve
弓状韧带
Arcuate ligament
指深屈肌腱
Flexor digitorum profundus tendon
指浅屈肌腱
Flexor digitorum superficialis tendon

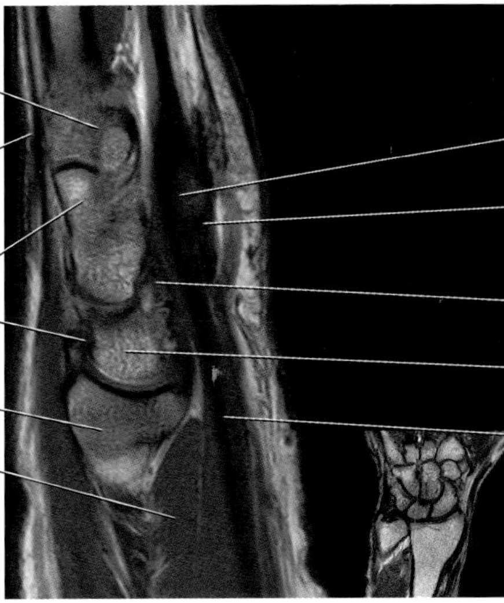
第3掌骨
3nd Metacarpal
指伸肌腱
Extensor digitorum tendon
头状骨
Capitate
桡三角骨韧带
Radiotriquetral ligament
桡骨
Radius
旋前方肌
Pronator quadratus muscle
钩骨
Hamate
指浅屈肌腱
Flexor digitorum superficialis tendon
弓状韧带
Arcuate ligament
月骨
Lunate
指深屈肌腱
Flexor digitorum profundus tendon

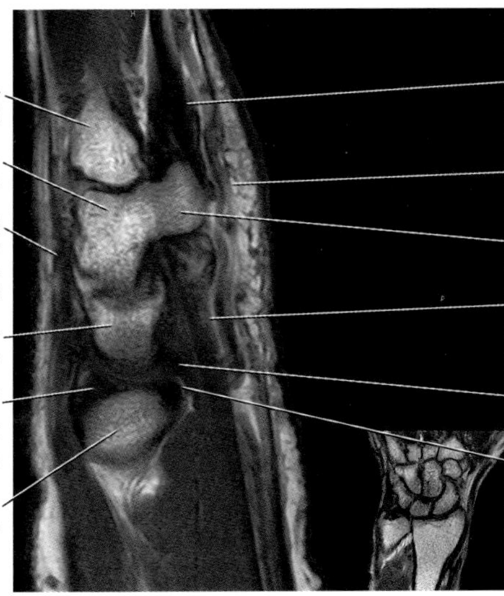
第4掌骨
4nd Metacarpal
钩骨
Hamate
指伸肌腱
Extensor digitorum tendon
月骨
Lunate
背侧桡尺韧带
Dorsal radioulnar ligament
尺骨
Ulna
指浅屈肌腱
Flexor digitorum superficialis tendon
尺动脉
Ulnar artery
钩骨钩
Hamulus
指深屈肌腱
Flexor digitorum profundus tendon
尺月韧带
Ulnolunate ligament
掌侧桡尺韧带
Volar radioulnar ligament

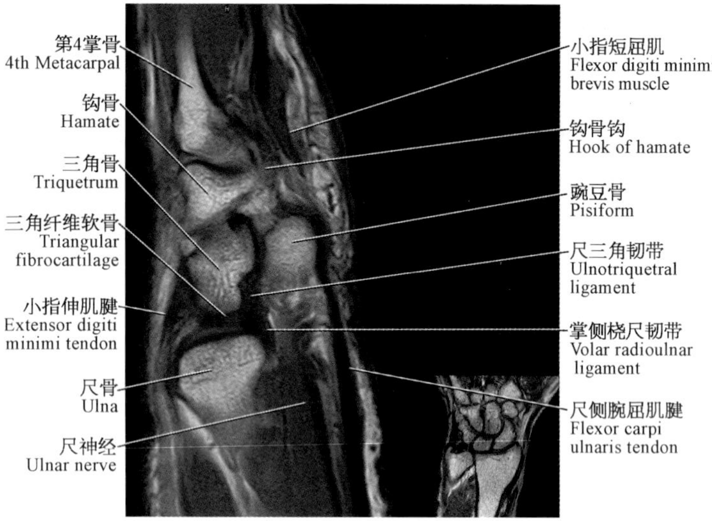
第4掌骨
4th Metacarpal
钩骨
Hamate
三角骨
Triquetrum
三角纤维软骨
Triangular fibrocartilage
小指伸肌腱
Extensor digiti minimi tendon
尺骨
Ulna
尺神经
Ulnar nerve
小指短屈肌
Flexor digiti minimi brevis muscle
钩骨钩
Hook of hamate
豌豆骨
Pisiform
尺三角韧带
Ulnotriquetral ligament
掌侧桡尺韧带
Volar radioulnar ligament
尺侧腕屈肌腱
Flexor carpi ulnaris tendon

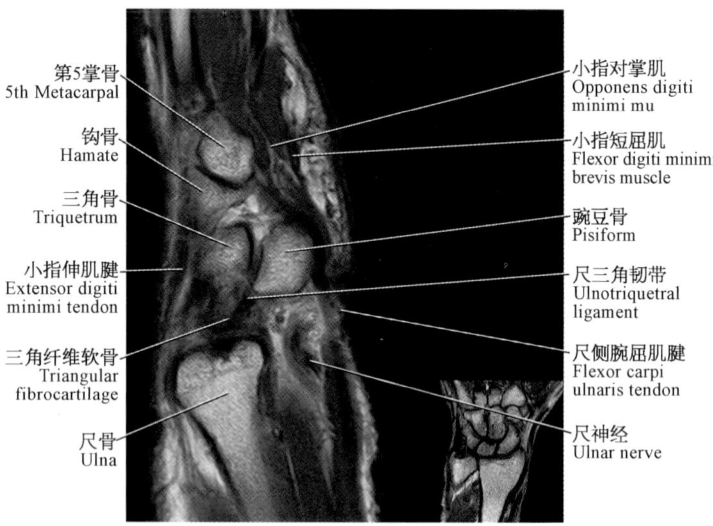
第5掌骨
5th Metacarpal
钩骨
Hamate
三角骨
Triquetrum
小指伸肌腱
Extensor digiti minimi tendon
三角纤维软骨
Triangular fibrocartilage
尺骨
Ulna
小指对掌肌
Opponens digiti minimi mu
小指短屈肌
Flexor digiti minimi brevis muscle
豌豆骨
Pisiform
尺三角韧带
Ulnotriquetral ligament
尺侧腕屈肌腱
Flexor carpi ulnaris tendon
尺神经
Ulnar nerve

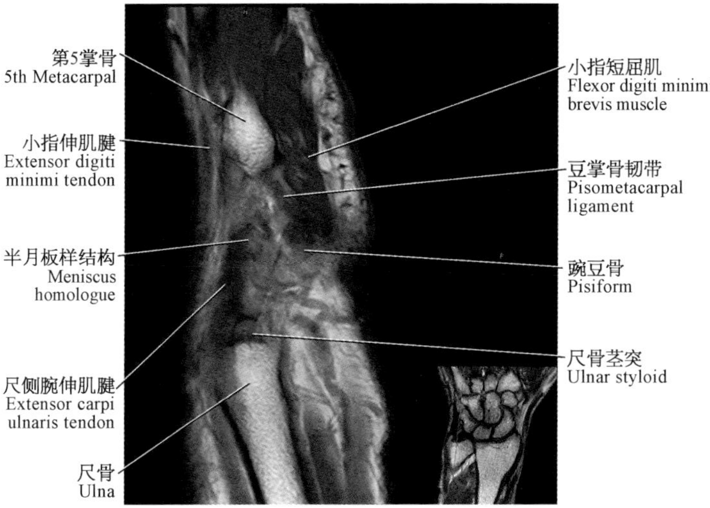
第5掌骨
5th Metacarpal
小指伸肌腱
Extensor digiti minimi tendon
半月板样结构
Meniscus homologue
尺侧腕伸肌腱
Extensor carpi ulnaris tendon
尺骨
Ulna
小指短屈肌
Flexor digiti minimi brevis muscle
豆掌骨韧带
Pisometacarpal ligament
豌豆骨
Pisiform
尺骨茎突
Ulnar styloid

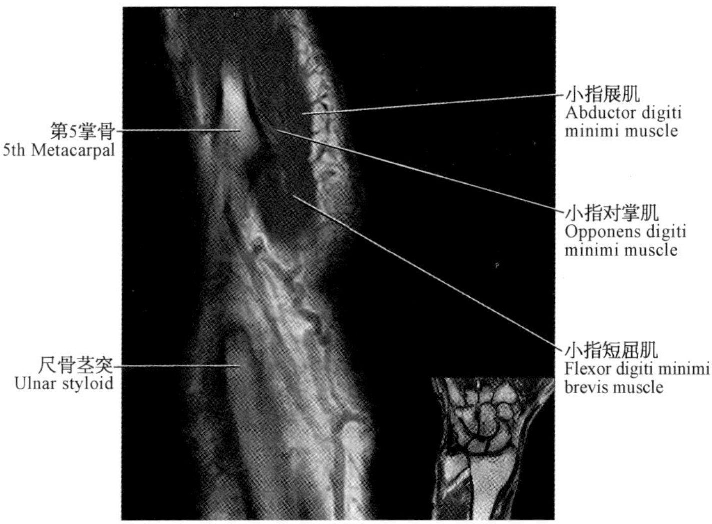
第5掌骨
5th Metacarpal
尺骨茎突
Ulnar styloid
小指展肌
Abductor digiti minimi muscle
小指对掌肌
Opponens digiti minimi muscle
小指短屈肌
Flexor digiti minimi brevis muscle

膝关节磁共振图谱
（冠状位）

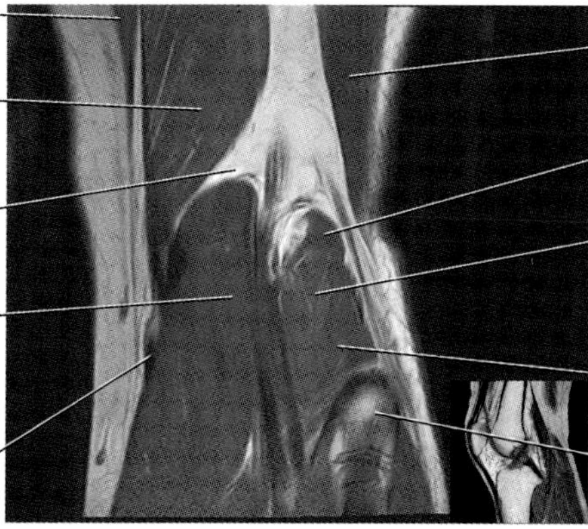
缝匠肌
Sartorius muscle
半膜肌和肌腱
Semimembranosus muscle and tendon
膝内上动脉
Medial superior geniculate artery
腓肠肌内侧头和肌腱
Media head gastrocnemius muscle and tendon
半膜肌腱
Semimembranosus tendon
股二头肌和肌腱
Biceps femoris muscle and tendon
跖肌
Plantaris muscle
腓肠肌外侧头
Lateral head gastrocnemius muscle
腘肌
Popliteus muscle
腓骨头
Head of fibula

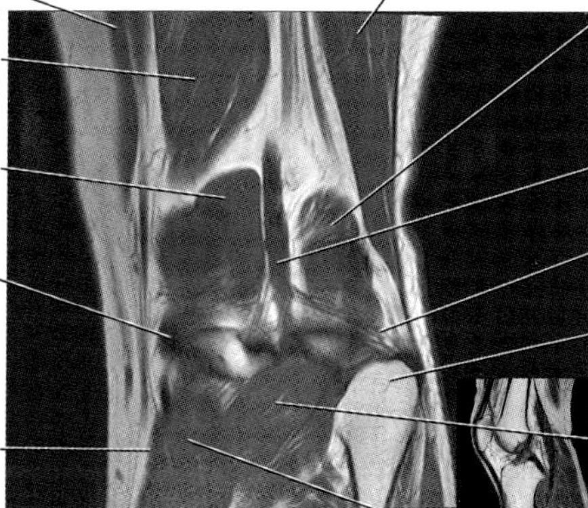
股二头肌和肌腱
Biceps femoris muscle and tendon
缝匠肌
Sartorius muscle
半膜肌
Semimembranosus muscle
腓肠肌内侧头
Gastrocnemius media head muscle
半膜肌腱和到关节囊的扩展部
Semimembranosus tendon and expansion of capsule
半膜肌腱
Semimembranosus tendon
腓肠肌外侧头和肌腱
Lateral head gastrocnemius muscle and tendon
腘动脉
Popliteal artery
弓状韧带
Arcuate ligament
腓骨头
Head of fibula
腘肌和肌腱
Popliteus muscle and tendon
腓肠肌内侧头和肌腱
Media head gastrocnemius muscle and tendon

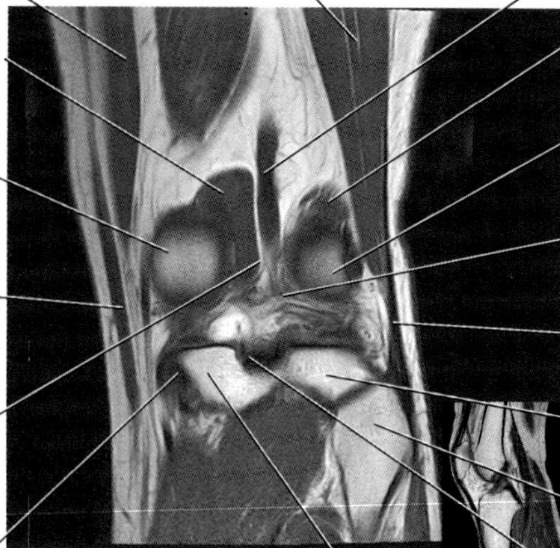
股二头肌
Biceps femoris muscle
缝匠肌
Sartorius muscle
腘动脉
Popliteal artery
腓肠肌内侧头
Gastrocnemius media head muscle
腓肠肌腱外侧头
Lateral head gastrocnemius tendon
股骨内髁
Medial femoral condyle
股骨外髁 Lateral femoral condyle
Wrisbeng 韧带
（半月板股骨后韧带）
Ligament of Wrisberg
大隐静脉
Greater saphenous vein
腓侧副韧带 Fibular collateral ligament
斜腘韧带
Oblique popliteal ligament
胫骨外侧平台
Lateral tibial plateau
腓骨头
Head of fibula
半膜肌腱
Semimembranosus tendon
胫骨内侧平台
Medial tibial plateau
后交叉韧带
Posterior cruciate

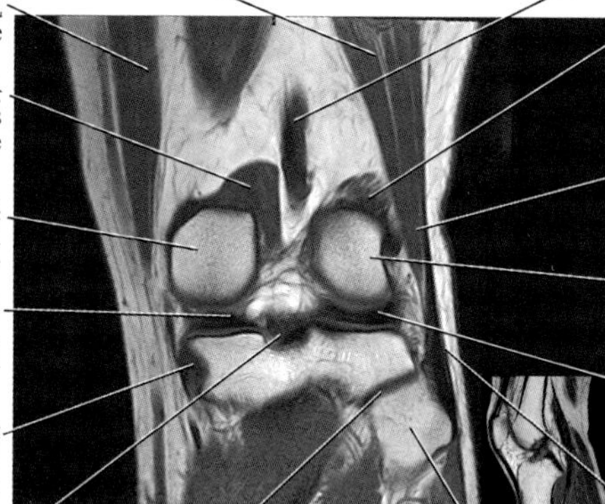
股二头肌
Biceps femoris muscle
腘动脉
Popliteal artery
缝匠肌
Sartorius muscle
腓肠肌腱外侧头
Lateral head gastrocnemius tendon
腓肠肌内侧头
Gastrocnemius media head muscle
股二头肌腱
Biceps femoris tendon
股骨内髁
Medial femoral condyle
股骨外髁
Lateral femoral condyle
内侧半月板，后角
Medial meniscus, posterior horn
外侧半月板，后角
Lateral meniscus, horn
半膜肌腱
Semimembranosus tendon
腓侧副韧带
Fibular collateral ligament
后交叉韧带
Posterior cruciate
胫腓上关节
Superior tibiofibular joint
腓骨头
Head of fibula

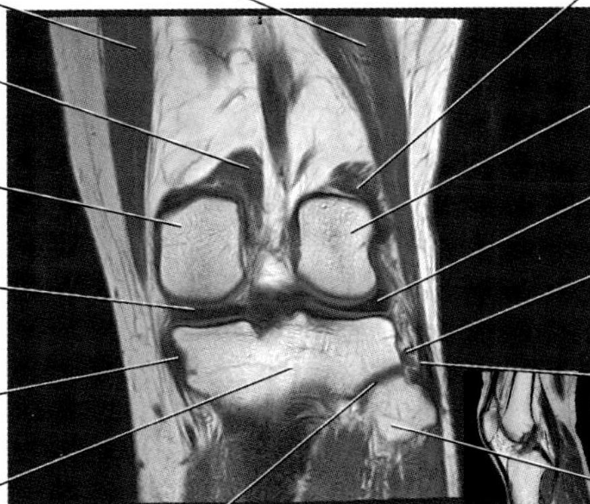
股二头肌
Biceps femoris muscle
缝匠肌
Sartorius muscle
腓肠肌内侧头
Gastrocnemius media head muscle
股骨内髁
Medial femoral condyle
内侧半月板,后角
Medial meniscus, posterior horn
半膜肌腱
Semimembranosus tendon
胫骨
Tibia
胫腓上关节
Superior tibiofibular joint
腓肠肌腱外侧头
Lateral head gastrocnemius tendon
股骨外髁
Lateral femoral condyle
外侧半月板
Lateral meniscus
腓骨头前韧带
Anterior ligament of fibula head
腓侧副韧带
Fibular collateral ligament
腓骨头
Head of fibula

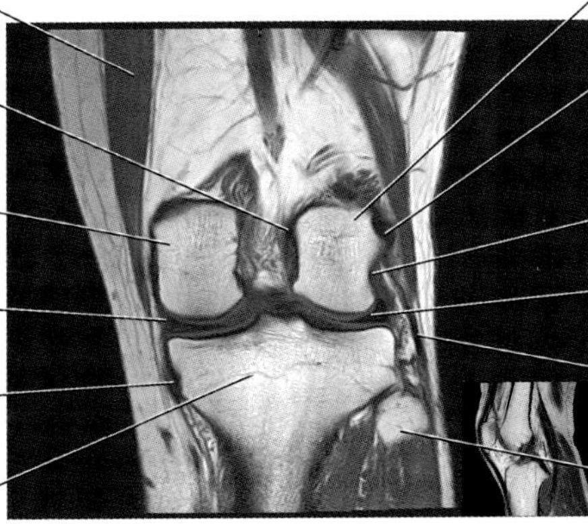
缝匠肌和肌腱
Sartorius muscle and tendon
前交叉韧带
Anterior cruciate ligament
股骨内髁
Medial femoral condyle
内侧半月板
Medial meniscus
半膜肌腱
Semimembranosus tendon
胫骨
Tibia
股骨外髁
Lateral femoral condyle
腓肠肌腱外侧头
Lateral head gastrocnemius tendon
腘肌腱
Popliteus tendon
外侧半月板
Lateral meniscus
腓侧副韧带
Fibular collateral ligament
腓骨头
Head of fibula

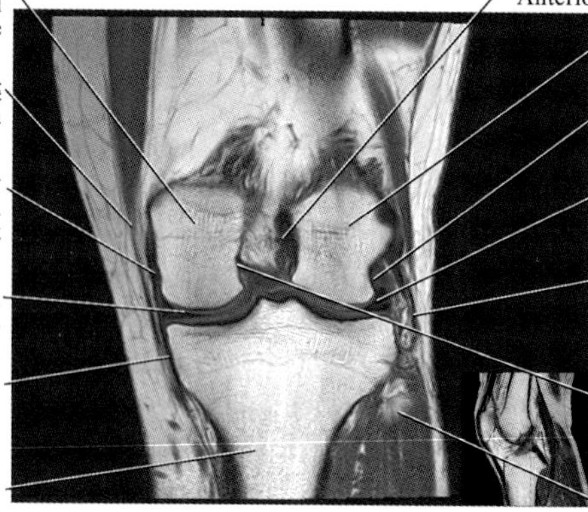
股骨内髁
Medial femoral condyle
缝匠肌腱
Sartorius tendon
半月板股骨韧带
Meniscofemoral ligament
内侧半月板
Medial meniscus
半月板胫骨韧带
Meniscotibial ligament
胫骨
Tibia
前交叉韧带
Anterior cruciate ligament
股骨外髁 Lateral femoral condyle
腘肌腱
Popliteus tendon
外侧半月板
Lateral meniscus
腓侧副韧带
Fibular collateral ligament
后交叉韧带
Posterior cruciate ligament
腓骨头
Head of fibula

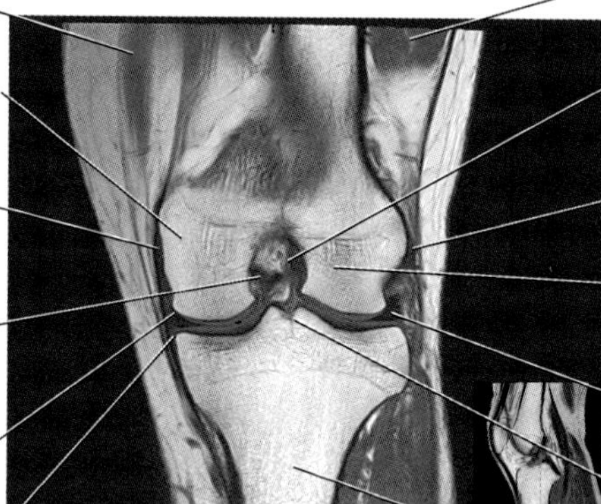
缝匠肌
Sartorius muscle
股骨内髁
Medial femoral condyle
胫侧副韧带
Tibial collateral ligament
后交叉韧带
Posterior cruciate ligament
内侧半月板
Medial meniscus
缝匠肌腱
Sartorius tendon
胫骨
Tibia
外侧肌间隔 Lateral intermuscular septum
前交叉韧带
Anterior cruciate ligament
腘肌腱
Popliteus tendon
股骨外髁
Lateral femoral condyle
外侧半月板
Lateral meniscus
内外侧髁间结节
Medial and lateral intercondylar tubercles

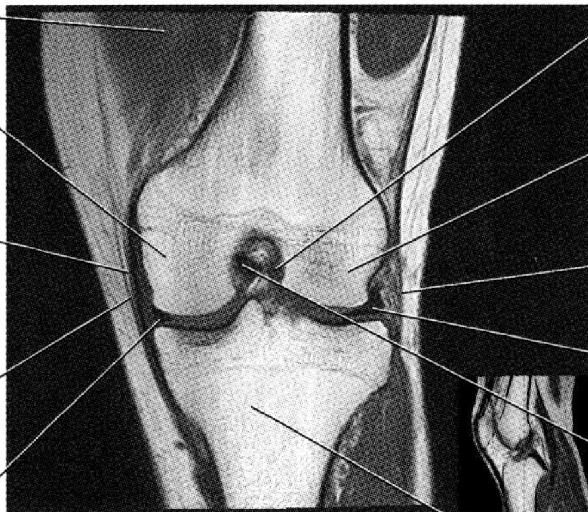
股内侧肌
Vastus medialis muscle
股骨内髁
Medial femoral condyle
胫侧副韧带
Tibial collateral ligament
缝匠肌腱
Sartorius tendon
内侧半月板
Medial meniscus
前交叉韧带
Anterior cruciate ligament
股骨外髁
Lateral femoral condyle
髂胫束
Iliotibial tract
外侧半月板
Lateral meniscus
后交叉韧带
Posterior cruciate ligament
胫骨
Tibia

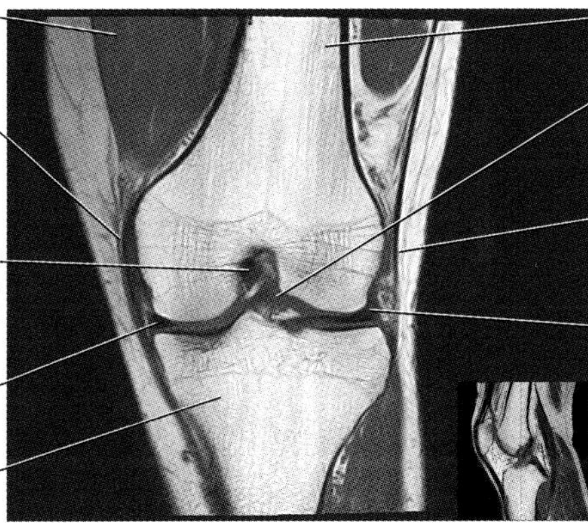
股内侧肌
Vastus medialis muscle
胫侧副韧带
Tibial collateral ligament
后交叉韧带
Posterior cruciate ligament
内侧半月板
Medial meniscus
胫骨
Tibia
股骨
Femur
前交叉韧带
Anterior cruciate ligament
髂胫束
Iliotibial tract
外侧半月板
Lateral meniscus

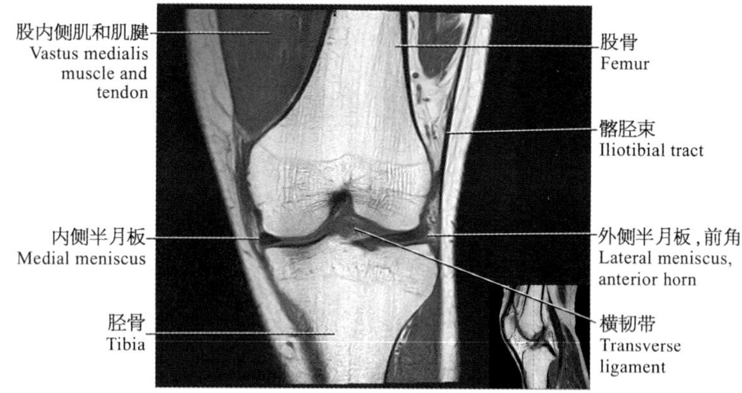
股内侧肌和肌腱
Vastus medialis muscle and tendon
股骨
Femur
髂胫束
Iliotibial tract
内侧半月板
Medial meniscus
外侧半月板，前角
Lateral meniscus, anterior horn
胫骨
Tibia
横韧带
Transverse ligament

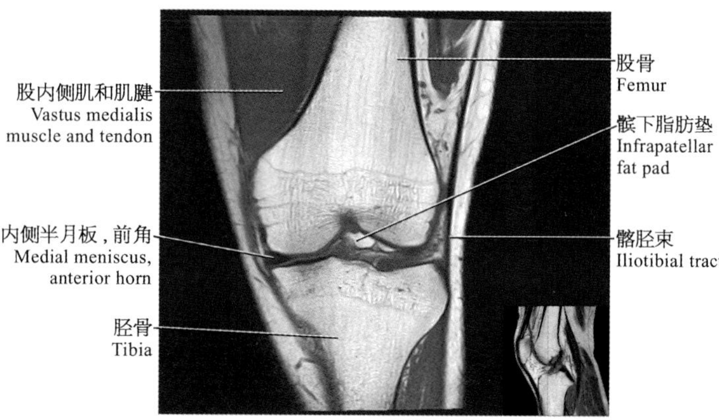
股骨
Femur
股内侧肌和肌腱
Vastus medialis muscle and tendon
髌下脂肪垫
Infrapatellar fat pad
内侧半月板，前角
Medial meniscus, anterior horn
髂胫束
Iliotibial tract
胫骨
Tibia

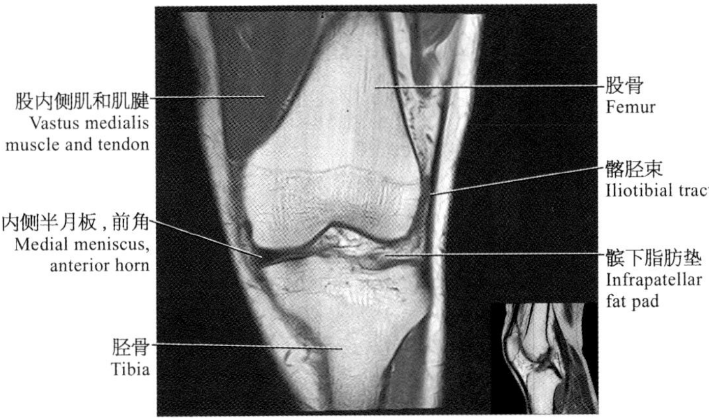
股内侧肌和肌腱
Vastus medialis muscle and tendon
内侧半月板，前角
Medial meniscus, anterior horn
胫骨
Tibia
股骨
Femur
髂胫束
Iliotibial tract
髌下脂肪垫
Infrapatellar fat pad

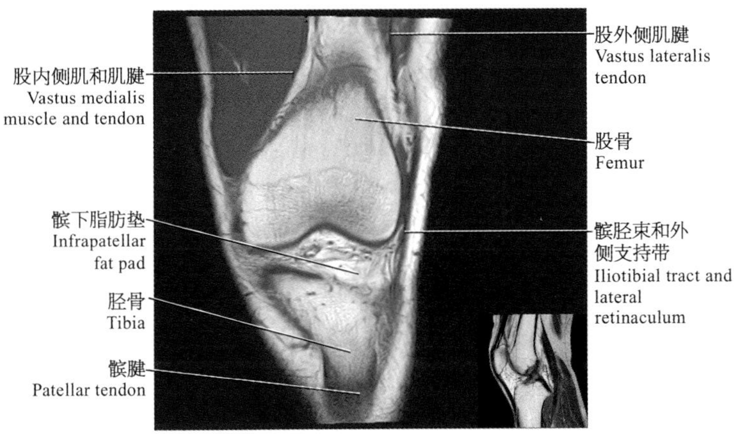
股内侧肌和肌腱
Vastus medialis muscle and tendon
髌下脂肪垫
Infrapatellar fat pad
胫骨
Tibia
髌腱
Patellar tendon
股外侧肌腱
Vastus lateralis tendon
股骨
Femur
髌胫束和外侧支持带
Iliotibial tract and lateral retinaculum

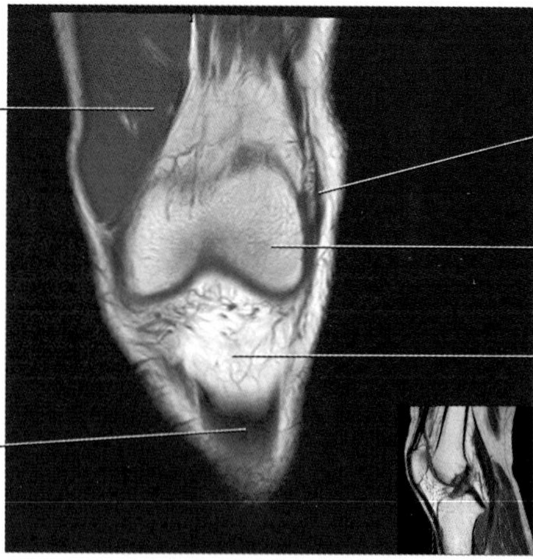
股内侧肌和肌腱
Vastus medialis
muscle and tendon
外侧支持带
Lateral retinaculum
股骨
Femur
髌下脂肪垫
Infrapatellar
fat pad
髌腱
Patellar tendon

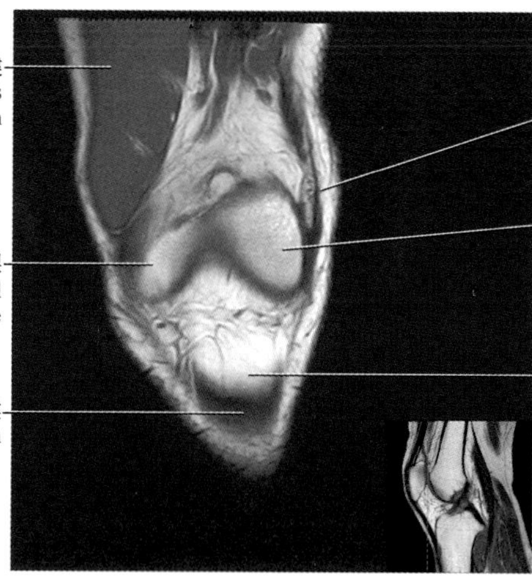
股内侧肌和肌腱
Vastus medialis
muscle and tendon
外侧支持带
Lateral retinaculum
股骨前外侧髁
Anterior lateral
femoral condyle
股骨前内侧髁
Anterior medial
femoral condyle
髌下脂肪垫
Infrapatellar
fat pad
髌腱
Patellar tendon

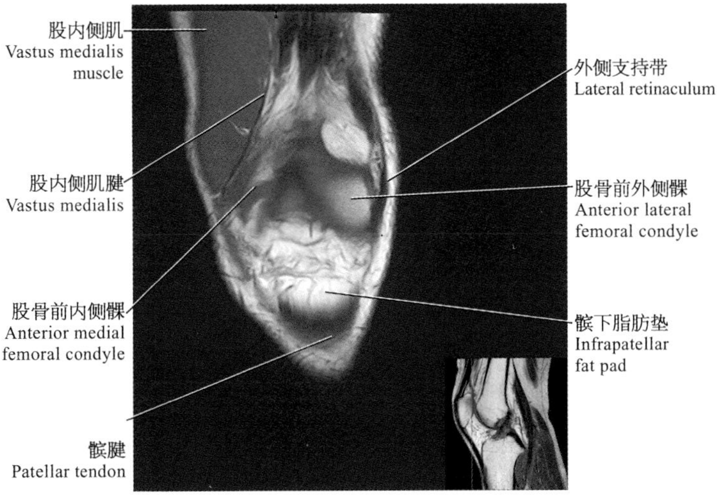
股内侧肌
Vastus medialis muscle
股内侧肌腱
Vastus medialis
股骨前内侧髁
Anterior medial femoral condyle
髌腱
Patellar tendon
外侧支持带
Lateral retinaculum
股骨前外侧髁
Anterior lateral femoral condyle
髌下脂肪垫
Infrapatellar fat pad

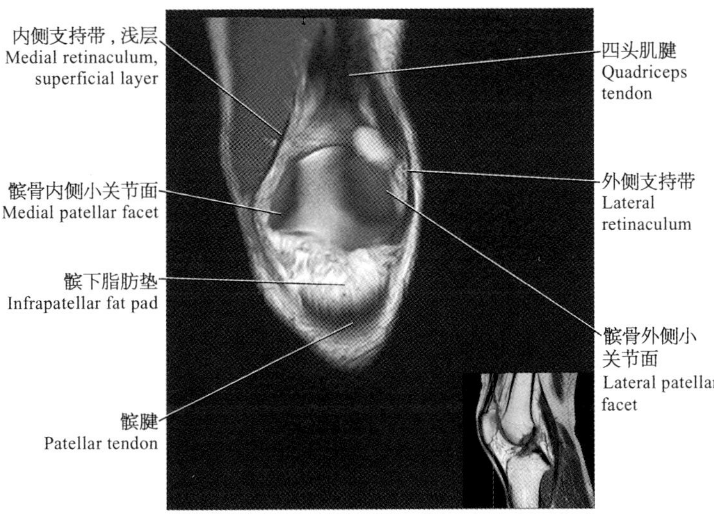
内侧支持带，浅层
Medial retinaculum, superficial layer
髌骨内侧小关节面
Medial patellar facet
髌下脂肪垫
Infrapatellar fat pad
髌腱
Patellar tendon
四头肌腱
Quadriceps tendon
外侧支持带
Lateral retinaculum
髌骨外侧小关节面
Lateral patellar facet

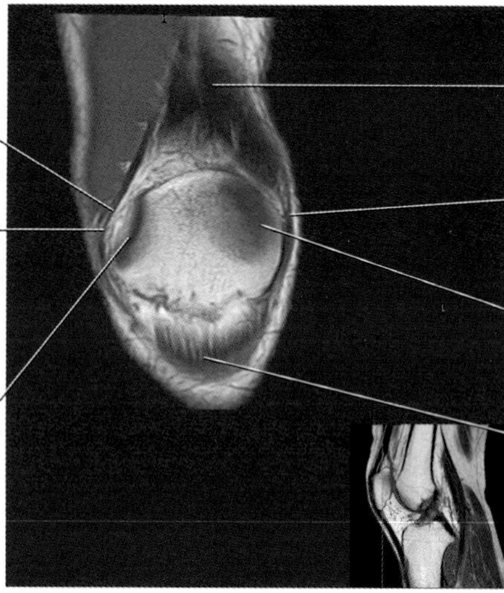
四头肌腱
Quadriceps tendon
内侧支持带，深层
Medial retinaculum, deep layer
外侧支持带
Lateral retinaculum
内侧支持带，浅层
Medial retinaculum, superficial layer
髌骨外侧小关节面
Lateral patellar facet
髌骨内侧小关节面
Medial patellar facet
髌腱
Patellar tendon

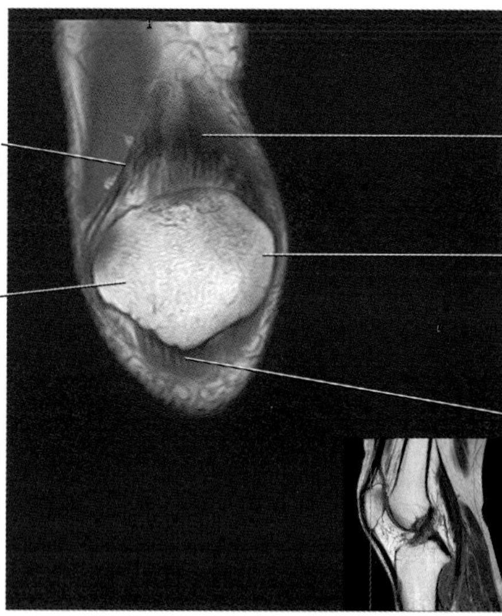
内侧支持带
Medial retinaculum t
四头肌腱
Quadriceps tendon
髌骨外侧小关节面
Lateral patellar facet
髌骨内侧小关节面
Medial patellar facet
髌腱
Patellar tendon

膝关节磁共振图谱
（横断位）

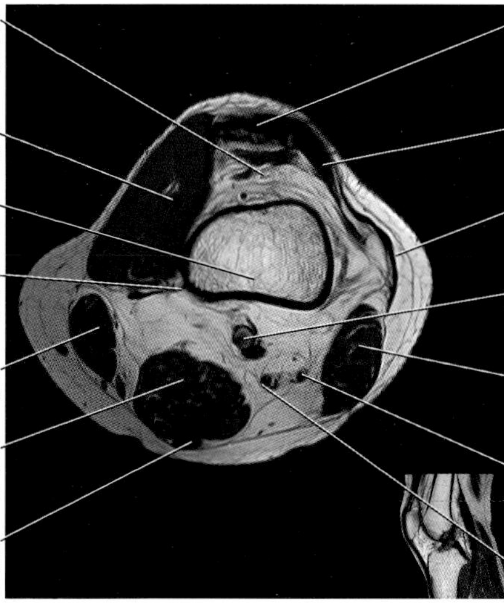
髌上黏液囊
Suprapatellar bursa
股内侧肌Vastus medialis muscle
股骨
Femur
膝内上动脉
Medial superior geniculate artery
缝匠肌
Sartorius muscle
半膜肌和肌腱
Semimembranosus muscle and tendon
半腱肌和肌腱
Semitendinosus muscle and tendon
四头肌腱
Quadriceps tendon
股外侧肌腱Vastus lateralis tendon
髂胫束
Iliotibial tract
腘动脉
Popliteal artery
股二头肌和肌腱
Biceps femoris
腓总神经Common peroneal nerve
胫神经
Tibial nerve

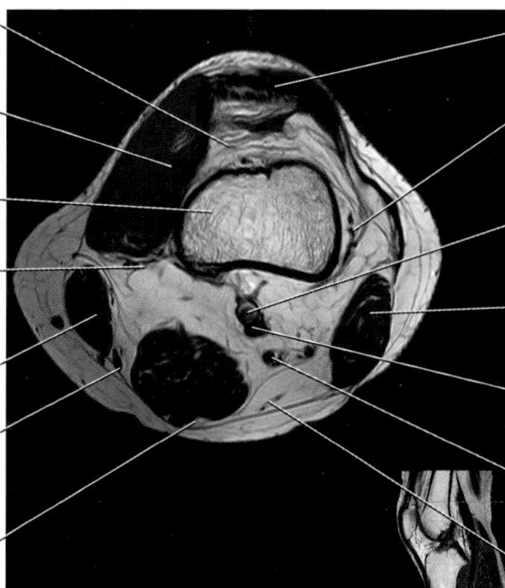
髌上黏液囊
Suprapatellar bursa
股内侧肌Vastus medialis muscle
股骨
Femur
膝内上动脉
Medial superior geniculate artery
缝匠肌
Sartorius muscle
股薄肌和肌腱
Gracilis muscle and tendon
半膜肌和肌腱
Semimembranosus muscle and tendon
四头肌腱
Quadriceps tendon
膝外上动脉
Lateral superior geniculate artery
腘动脉
Popliteal artery
股二头肌和肌腱
Biceps femoris
腘静脉
Popliteal vein
胫神经
Tibial nerve
小隐静脉Lesser saphenous vein

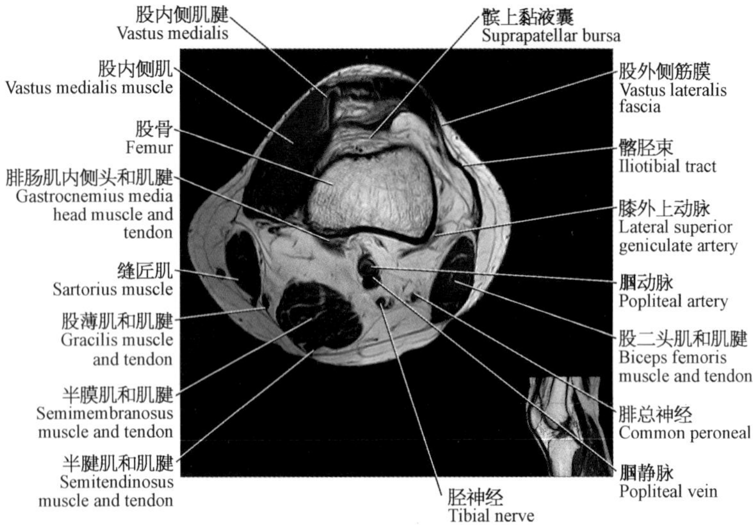
股内侧肌腱
Vastus medialis
股内侧肌
Vastus medialis muscle
股骨
Femur
腓肠肌内侧头和肌腱
Gastrocnemius media head muscle and tendon
缝匠肌
Sartorius muscle
股薄肌和肌腱
Gracilis muscle and tendon
半膜肌和肌腱
Semimembranosus muscle and tendon
半腱肌和肌腱
Semitendinosus muscle and tendon
髌上黏液囊
Suprapatellar bursa
股外侧筋膜
Vastus lateralis fascia
髂胫束
Iliotibial tract
膝外上动脉
Lateral superior geniculate artery
腘动脉
Popliteal artery
股二头肌和肌腱
Biceps femoris muscle and tendon
腓总神经
Common peroneal
腘静脉
Popliteal vein
胫神经
Tibial nerve

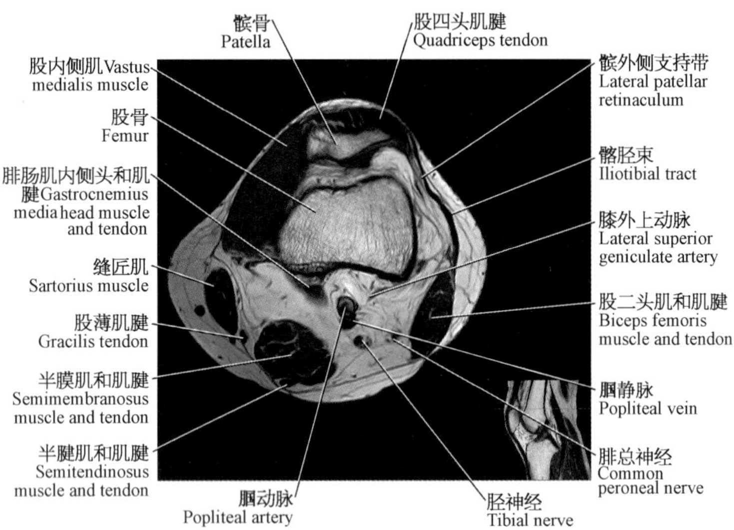
髌骨
Patella
股四头肌腱
Quadriceps tendon
股内侧肌Vastus medialis muscle
股骨
Femur
腓肠肌内侧头和肌腱Gastrocnemius media head muscle and tendon
缝匠肌
Sartorius muscle
股薄肌腱
Gracilis tendon
半膜肌和肌腱
Semimembranosus muscle and tendon
半腱肌和肌腱
Semitendinosus muscle and tendon
腘动脉
Popliteal artery
髌外侧支持带
Lateral patellar retinaculum
髂胫束
Iliotibial tract
膝外上动脉
Lateral superior geniculate artery
股二头肌和肌腱
Biceps femoris muscle and tendon
腘静脉
Popliteal vein
腓总神经
Common peroneal nerve
胫神经
Tibial nerve

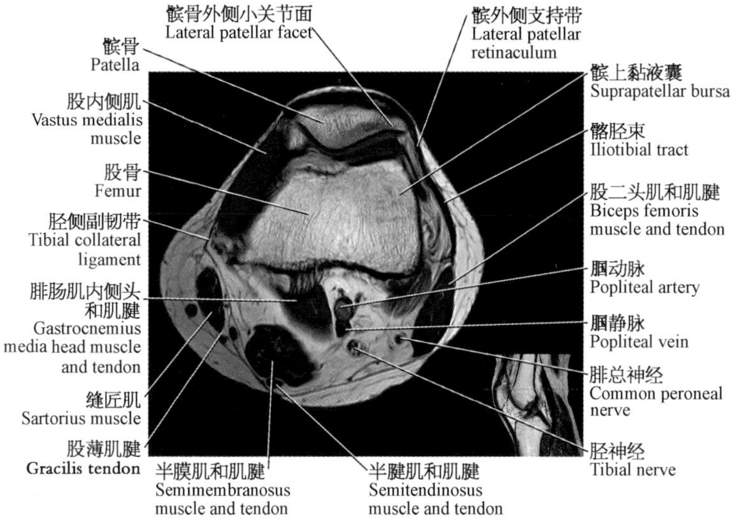

髌骨外侧小关节面
Lateral patellar facet
髌外侧支持带
Lateral patellar retinaculum
髌骨
Patella
髌上黏液囊
Suprapatellar bursa
股内侧肌
Vastus medialis muscle
髂胫束
Iliotibial tract
股骨
Femur
股二头肌和肌腱
Biceps femoris muscle and tendon
胫侧副韧带
Tibial collateral ligament
腘动脉
Popliteal artery
腓肠肌内侧头和肌腱
Gastrocnemius media head muscle and tendon
腘静脉
Popliteal vein
腓总神经
Common peroneal nerve
缝匠肌
Sartorius muscle
股薄肌腱
Gracilis tendon
胫神经
Tibial nerve
半膜肌和肌腱
Semimembranosus muscle and tendon
半腱肌和肌腱
Semitendinosus muscle and tendon

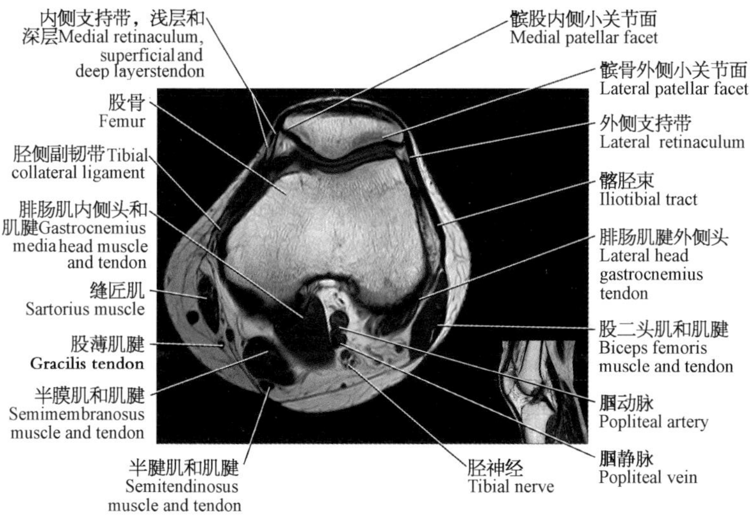

内侧支持带，浅层和深层Medial retinaculum, superficial and deep layerstendon
髌股内侧小关节面
Medial patellar facet
髌骨外侧小关节面
Lateral patellar facet
股骨
Femur
外侧支持带
Lateral retinaculum
胫侧副韧带Tibial collateral ligament
髂胫束
Iliotibial tract
腓肠肌内侧头和肌腱Gastrocnemius media head muscle and tendon
腓肠肌腱外侧头
Lateral head gastrocnemius tendon
缝匠肌
Sartorius muscle
股二头肌和肌腱
Biceps femoris muscle and tendon
股薄肌腱
Gracilis tendon
半膜肌和肌腱
Semimembranosus muscle and tendon
腘动脉
Popliteal artery
腘静脉
Popliteal vein
半腱肌和肌腱
Semitendinosus muscle and tendon
胫神经
Tibial nerve

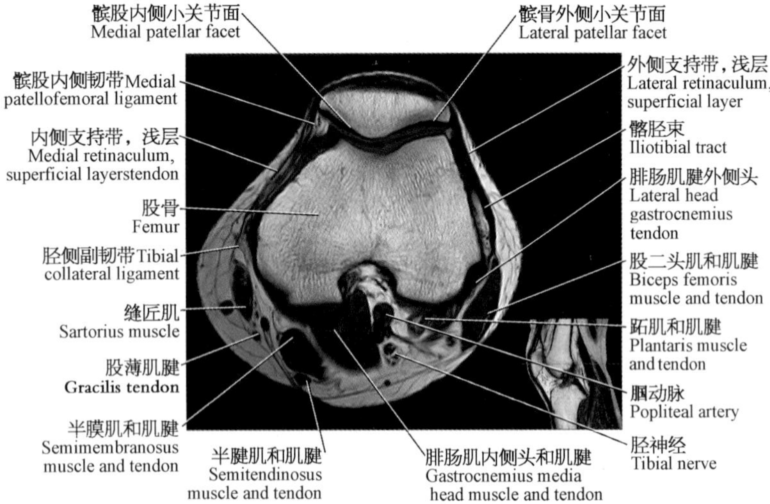
髌股内侧小关节面
Medial patellar facet
髌骨外侧小关节面
Lateral patellar facet
髌股内侧韧带Medial patellofemoral ligament
外侧支持带，浅层
Lateral retinaculum, superficial layer
内侧支持带，浅层
Medial retinaculum, superficial layerstendon
髂胫束
Iliotibial tract
股骨
Femur
腓肠肌腱外侧头
Lateral head gastrocnemius tendon
胫侧副韧带Tibial collateral ligament
股二头肌和肌腱
Biceps femoris muscle and tendon
缝匠肌
Sartorius muscle
跖肌和肌腱
Plantaris muscle and tendon
股薄肌腱
Gracilis tendon
腘动脉
Popliteal artery
半膜肌和肌腱
Semimembranosus muscle and tendon
胫神经
Tibial nerve
半腱肌和肌腱
Semitendinosus muscle and tendon
腓肠肌内侧头和肌腱
Gastrocnemius media head muscle and tendon

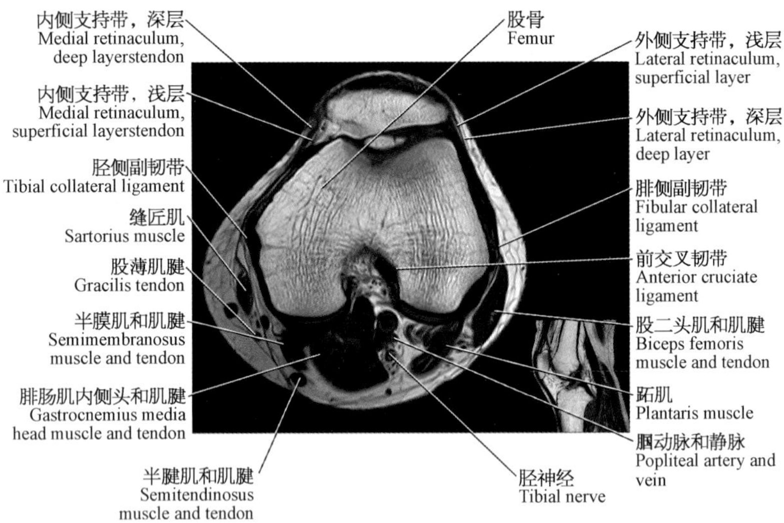
内侧支持带，深层
Medial retinaculum, deep layerstendon
股骨
Femur
外侧支持带，浅层
Lateral retinaculum, superficial layer
内侧支持带，浅层
Medial retinaculum, superficial layerstendon
外侧支持带，深层
Lateral retinaculum, deep layer
胫侧副韧带
Tibial collateral ligament
腓侧副韧带
Fibular collateral ligament
缝匠肌
Sartorius muscle
前交叉韧带
Anterior cruciate ligament
股薄肌腱
Gracilis tendon
半膜肌和肌腱
Semimembranosus muscle and tendon
股二头肌和肌腱
Biceps femoris muscle and tendon
腓肠肌内侧头和肌腱
Gastrocnemius media head muscle and tendon
跖肌
Plantaris muscle
腘动脉和静脉
Popliteal artery and vein
半腱肌和肌腱
Semitendinosus muscle and tendon
胫神经
Tibial nerve

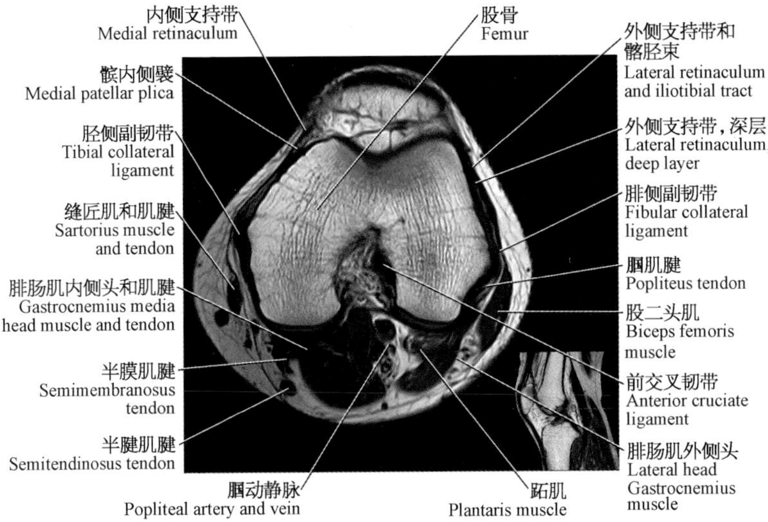
内侧支持带
Medial retinaculum
髌内侧襞
Medial patellar plica
胫侧副韧带
Tibial collateral ligament
缝匠肌和肌腱
Sartorius muscle and tendon
腓肠肌内侧头和肌腱
Gastrocnemius media head muscle and tendon
半膜肌腱
Semimembranosus tendon
半腱肌腱
Semitendinosus tendon
腘动静脉
Popliteal artery and vein
股骨
Femur
外侧支持带和髂胫束
Lateral retinaculum and iliotibial tract
外侧支持带，深层
Lateral retinaculum, deep layer
腓侧副韧带
Fibular collateral ligament
腘肌腱
Popliteus tendon
股二头肌
Biceps femoris muscle
前交叉韧带
Anterior cruciate ligament
腓肠肌外侧头
Lateral head Gastrocnemius muscle
跖肌
Plantaris muscle

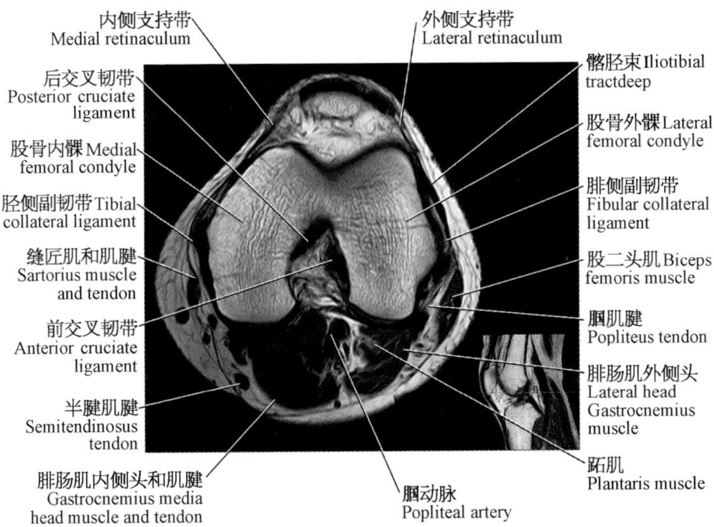
内侧支持带
Medial retinaculum
后交叉韧带
Posterior cruciate ligament
股骨内髁 Medial femoral condyle
胫侧副韧带 Tibial collateral ligament
缝匠肌和肌腱
Sartorius muscle and tendon
前交叉韧带
Anterior cruciate ligament
半腱肌腱
Semitendinosus tendon
腓肠肌内侧头和肌腱
Gastrocnemius media head muscle and tendon
腘动脉
Popliteal artery
外侧支持带
Lateral retinaculum
髂胫束 Iliotibial tractdeep
股骨外髁 Lateral femoral condyle
腓侧副韧带
Fibular collateral ligament
股二头肌 Biceps femoris muscle
腘肌腱
Popliteus tendon
腓肠肌外侧头
Lateral head Gastrocnemius muscle
跖肌
Plantaris muscle

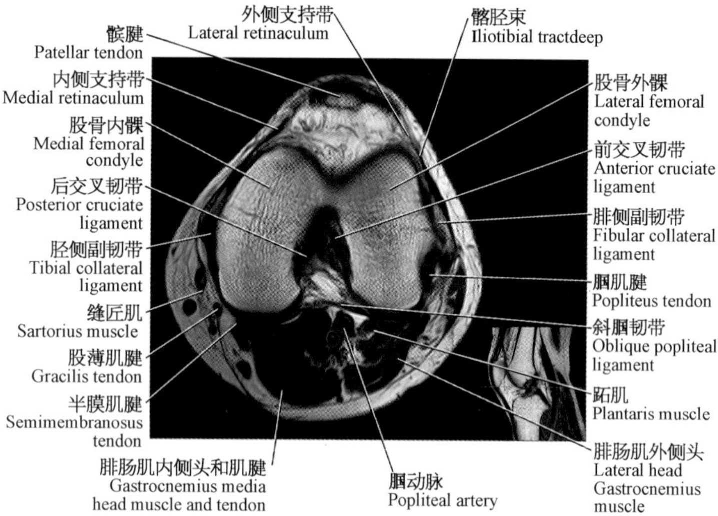
外侧支持带 Lateral retinaculum
髂胫束 Iliotibial tractdeep
髌腱 Patellar tendon
内侧支持带 Medial retinaculum
股骨外髁 Lateral femoral condyle
股骨内髁 Medial femoral condyle
前交叉韧带 Anterior cruciate ligament
后交叉韧带 Posterior cruciate ligament
腓侧副韧带 Fibular collateral ligament
胫侧副韧带 Tibial collateral ligament
腘肌腱 Popliteus tendon
缝匠肌 Sartorius muscle
斜腘韧带 Oblique popliteal ligament
股薄肌腱 Gracilis tendon
跖肌 Plantaris muscle
半膜肌腱 Semimembranosus tendon
腓肠肌外侧头 Lateral head Gastrocnemius muscle
腓肠肌内侧头和肌腱 Gastrocnemius media head muscle and tendon
腘动脉 Popliteal artery

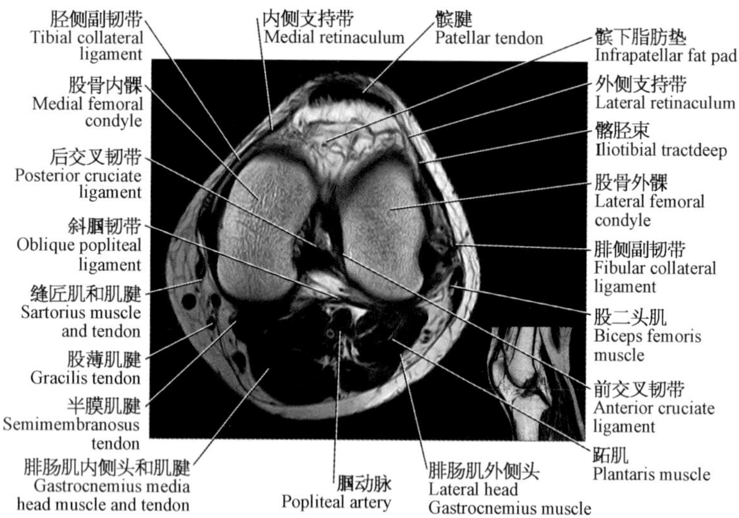
胫侧副韧带 Tibial collateral ligament
内侧支持带 Medial retinaculum
髌腱 Patellar tendon
髌下脂肪垫 Infrapatellar fat pad
股骨内髁 Medial femoral condyle
外侧支持带 Lateral retinaculum
髂胫束 Iliotibial tractdeep
后交叉韧带 Posterior cruciate ligament
股骨外髁 Lateral femoral condyle
斜腘韧带 Oblique popliteal ligament
腓侧副韧带 Fibular collateral ligament
缝匠肌和肌腱 Sartorius muscle and tendon
股二头肌 Biceps femoris muscle
股薄肌腱 Gracilis tendon
前交叉韧带 Anterior cruciate ligament
半膜肌腱 Semimembranosus tendon
跖肌 Plantaris muscle
腓肠肌内侧头和肌腱 Gastrocnemius media head muscle and tendon
腘动脉 Popliteal artery
腓肠肌外侧头 Lateral head Gastrocnemius muscle

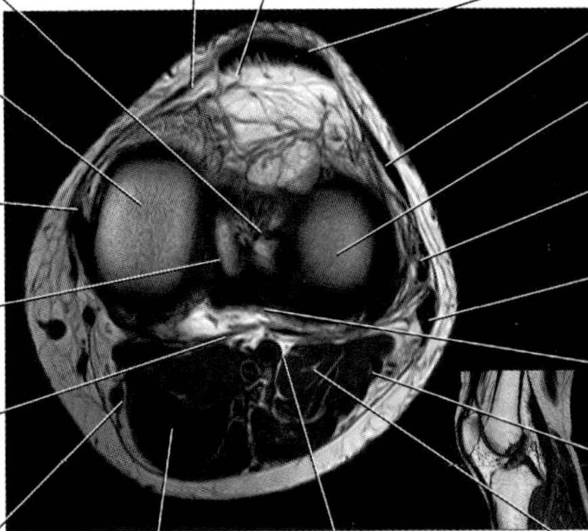
内侧支持带
Medial retinaculum
髌下脂肪垫
Infrapatellar fat pad
髌腱
Patellar tendon
前交叉韧带
Anterior cruciate ligament
髂胫束
Iliotibial tractdeep
股骨内髁
Medial femoral condyle
股骨外髁
Lateral femoral condyle
胫侧副韧带
Tibial collateral ligament
腓侧副韧带
Fibular collateral ligament
后交叉韧带
Posterior cruciate ligament
股二头肌和肌腱
Biceps femoris muscle and tendon
Wrisberg韧带
Ligament of Wrisberg
斜腘韧带
Oblique popliteal ligament
腓肠肌外侧头
Lateral head Gastrocnemius muscle
半膜肌腱
Semimem branosus tendon
跖肌
Plantaris muscle
腓肠肌内侧头和肌腱
Gastrocnemius media head muscle and tendon
腘动脉
Popliteal artery

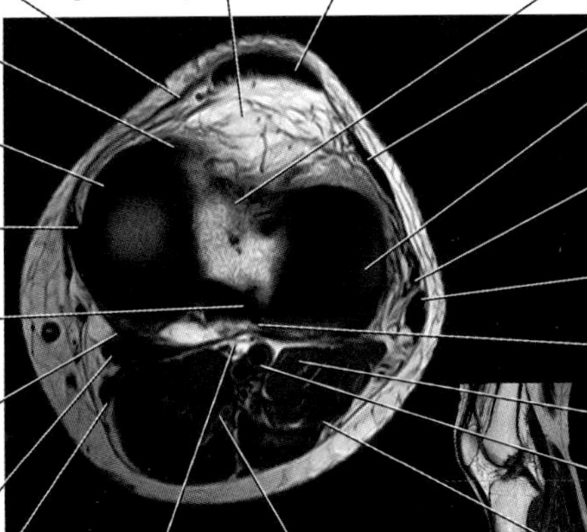
内侧支持带
Medial retinaculum
髌下脂肪垫
Infrapatellar fat pad
髌腱
Patellar tendon
横韧带
Transverse ligament
髂胫束
Iliotibial tractdeep
内侧半月板前角
Anterior horn medial
股骨外髁
Lateral femoral condyle
股骨内髁
Medial femoral condyle
腓侧副韧带
Fibular collateral ligament
胫侧副韧带
Tibial collateral ligament
股二头肌
Biceps femoris muscle
后交叉韧带
Posterior cruciate ligament
Wrisberg韧带
Ligament of Wrisberg
内侧关节囊韧带
Medial capsular ligament
跖肌
Plantaris muscle
腘动静脉
Popliteal artery and vein
半膜肌腱
Semimembranosus tendon
半腱肌腱
Semitendinosus tendon
弓状韧带和关节囊
Arcuate popliteal ligament and capsule
腓肠肌内侧头和肌腱
Gastrocnemius media head muscle and tendon
腓肠肌外侧头
Lateral head Gastrocnemius muscle

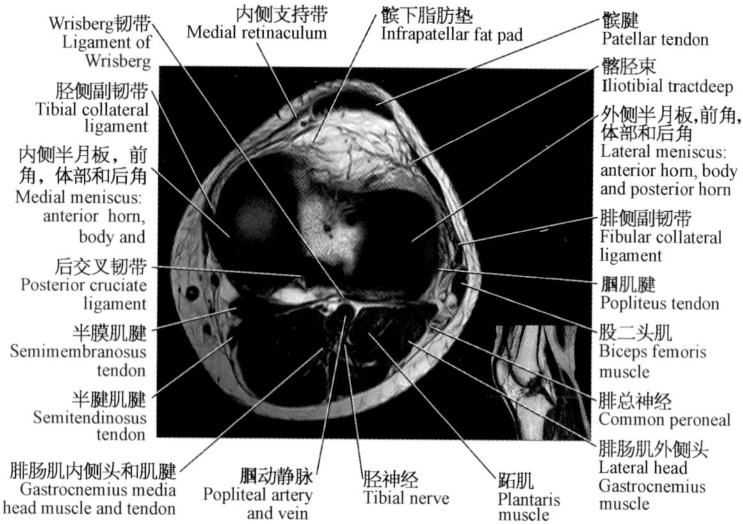
Wrisberg韧带
Ligament of Wrisberg
内侧支持带
Medial retinaculum
髌下脂肪垫
Infrapatellar fat pad
髌腱
Patellar tendon
胫侧副韧带
Tibial collateral ligament
髂胫束
Iliotibial tractdeep
外侧半月板,前角,体部和后角
Lateral meniscus: anterior horn, body and posterior horn
内侧半月板，前角，体部和后角
Medial meniscus: anterior horn, body and
腓侧副韧带
Fibular collateral ligament
后交叉韧带
Posterior cruciate ligament
腘肌腱
Popliteus tendon
股二头肌
Biceps femoris muscle
半膜肌腱
Semimembranosus tendon
腓总神经
Common peroneal
半腱肌腱
Semitendinosus tendon
腓肠肌外侧头
Lateral head Gastrocnemius muscle
腓肠肌内侧头和肌腱
Gastrocnemius media head muscle and tendon
腘动静脉
Popliteal artery and vein
胫神经
Tibial nerve
跖肌
Plantaris muscle

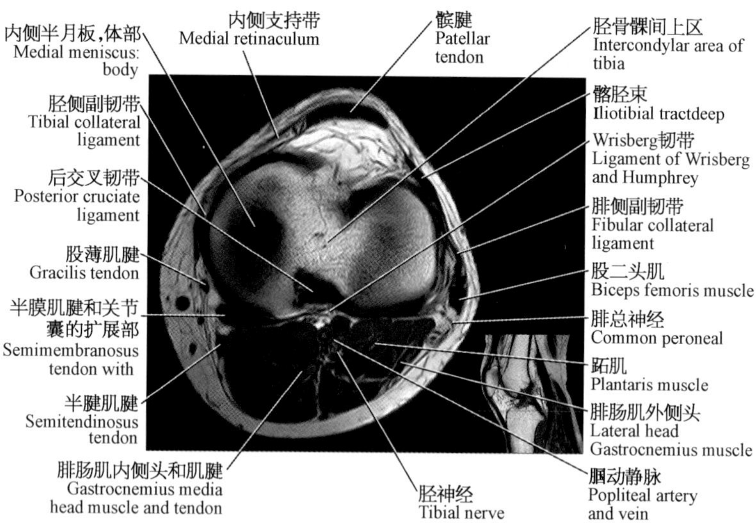
内侧半月板,体部
Medial meniscus: body
内侧支持带
Medial retinaculum
髌腱
Patellar tendon
胫骨髁间上区
Intercondylar area of tibia
胫侧副韧带
Tibial collateral ligament
髂胫束
Iliotibial tractdeep
Wrisberg韧带
Ligament of Wrisberg and Humphrey
后交叉韧带
Posterior cruciate ligament
腓侧副韧带
Fibular collateral ligament
股薄肌腱
Gracilis tendon
股二头肌
Biceps femoris muscle
半膜肌腱和关节囊的扩展部
Semimembranosus tendon with
腓总神经
Common peroneal
跖肌
Plantaris muscle
半腱肌腱
Semitendinosus tendon
腓肠肌外侧头
Lateral head Gastrocnemius muscle
腘动静脉
Popliteal artery and vein
腓肠肌内侧头和肌腱
Gastrocnemius media head muscle and tendon
胫神经
Tibial nerve

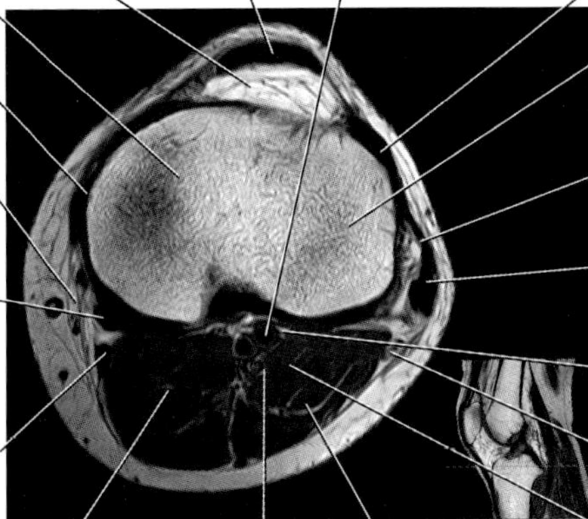
髌下脂肪垫
Infrapatellar fat pad
髌腱
Patellar tendon
腘动脉
Popliteal artery
髂胫束
Iliotibial tractdeep
胫骨内侧平台
Medial tibial plateau
胫骨外侧平台
Lateral tibial plateau
胫侧副韧带
Tibial collateral ligament
腓侧副韧带
Fibular collateral ligament
缝匠肌和肌腱
Sartorius muscle and tendon
股二头肌
Biceps femoris muscle
半膜肌腱和关节囊的扩展部
Semimembranosus tendon with expansion to capsule
腘肌
Popliteus muscle
腓总神经
Common peroneal
半腱肌腱
Semitendinosus tendon
跖肌
Plantaris muscle
腓肠肌内侧头和肌腱
Gastrocnemius media head muscle and tendon
胫神经
Tibial nerve
腓肠肌外侧头
Lateral head Gastrocnemius muscle

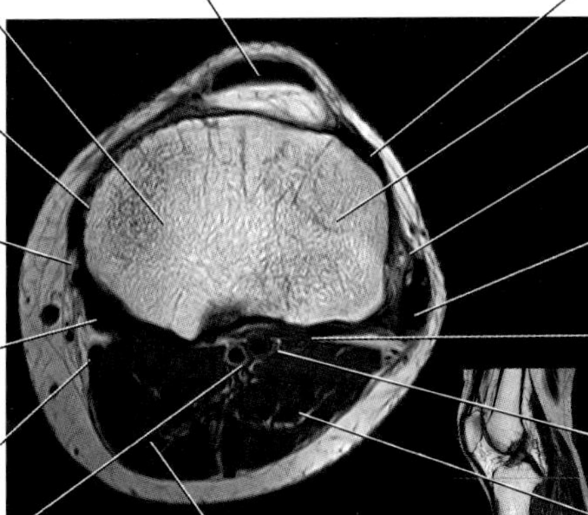
髌腱
Patellar tendon
髂胫束
Iliotibial tractdeep
胫骨内髁
Medial tibial condyle
胫骨外髁
Lateral tibial condyle
胫侧副韧带
Tibial collateral ligament
腓侧副韧带
Fibular collateral ligament
缝匠肌和肌腱
Sartorius muscle and tendon
股二头肌腱
Biceps femoris tendon
半膜肌腱
Semimembranosus tendon
腘肌和腘肌腱
Popliteus muscle and tendon
半腱肌腱
Semitendinosus tendon
跖肌
Plantaris muscle
腘静脉
Popliteal vein
腓肠肌外侧头
Lateral head Gastrocnemius muscle
腓肠肌内侧头和肌腱
Gastrocnemius media head muscle and tendon

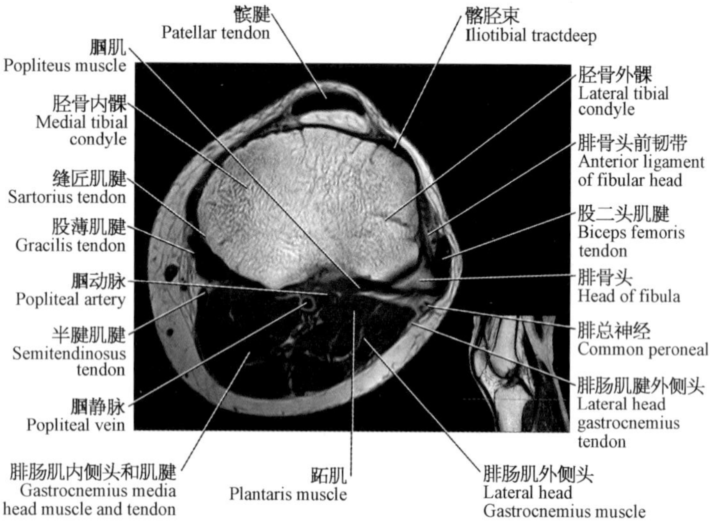
髌腱
Patellar tendon
髂胫束
Iliotibial tractdeep
腘肌
Popliteus muscle
胫骨外髁
Lateral tibial condyle
胫骨内髁
Medial tibial condyle
腓骨头前韧带
Anterior ligament of fibular head
缝匠肌腱
Sartorius tendon
股二头肌腱
Biceps femoris tendon
股薄肌腱
Gracilis tendon
腓骨头
Head of fibula
腘动脉
Popliteal artery
腓总神经
Common peroneal
半腱肌腱
Semitendinosus tendon
腓肠肌腱外侧头
Lateral head gastrocnemius tendon
腘静脉
Popliteal vein
腓肠肌内侧头和肌腱
Gastrocnemius media head muscle and tendon
跖肌
Plantaris muscle
腓肠肌外侧头
Lateral head Gastrocnemius muscle

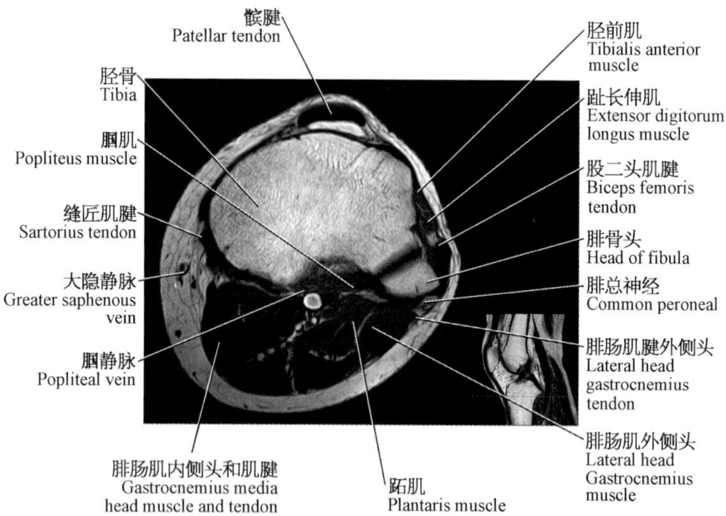
髌腱
Patellar tendon
胫前肌
Tibialis anterior muscle
胫骨
Tibia
趾长伸肌
Extensor digitorum longus muscle
腘肌
Popliteus muscle
股二头肌腱
Biceps femoris tendon
缝匠肌腱
Sartorius tendon
腓骨头
Head of fibula
大隐静脉
Greater saphenous vein
腓总神经
Common peroneal
腘静脉
Popliteal vein
腓肠肌腱外侧头
Lateral head gastrocnemius tendon
腓肠肌外侧头
Lateral head Gastrocnemius muscle
腓肠肌内侧头和肌腱
Gastrocnemius media head muscle and tendon
跖肌
Plantaris muscle

膝关节磁共振图谱

（矢状位）

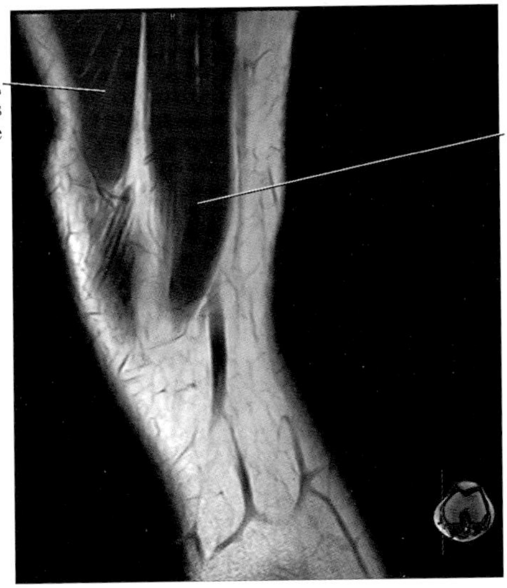
股内侧肌
Vastus medialis
muscle
缝匠肌
Sartorius muscle

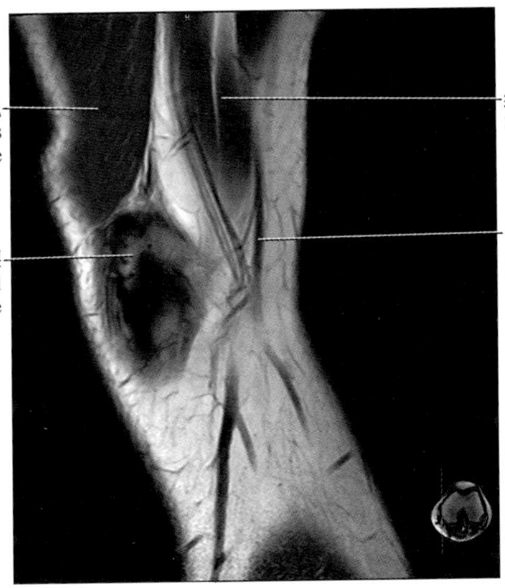
股内侧肌
Vastus medialis
muscle
股骨内髁
Medial femoral
condyle
缝匠肌
Sartorius muscle
大隐静脉
Great saphenous
vein

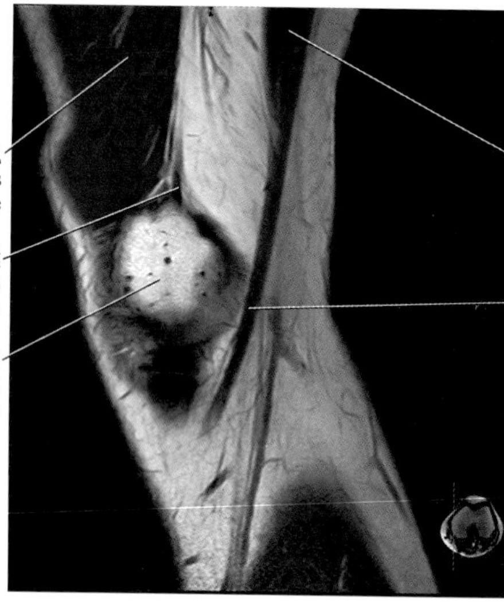
股内侧肌
Vastus medialis muscle
大收肌腱
Adductor magnus tendon
股骨内髁
Medial femoral condyle
缝匠肌
Sartorius muscle
缝匠肌腱
Sartorius tendon

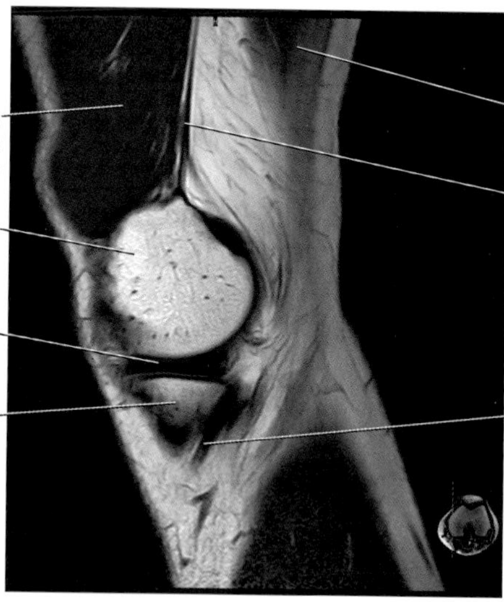
股内侧肌
Vastus medialis muscle
股骨内髁
Medial femoral condyle
内侧半月板
Medial meniscus
胫骨
Tibia
缝匠肌
Sartorius muscle
大收肌腱
Adductor magnus tendon
半腱肌腱
Semitendinosus tendon

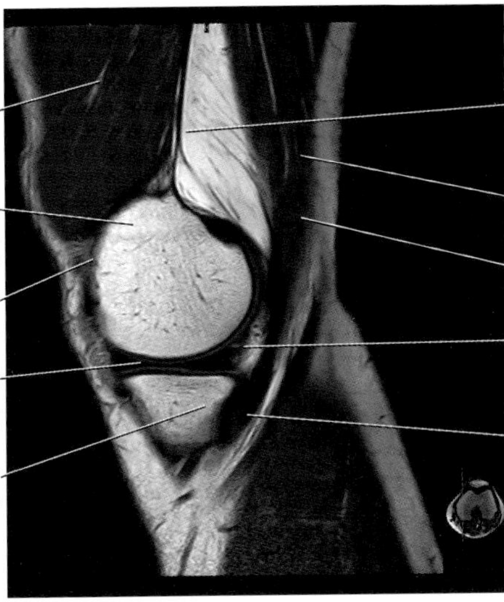
股内侧肌
Vastus medialis muscle
股骨内髁
Medial femoral condyle
内侧支持带
Medial retinaculum
内侧半月板，体部
Medial meniscus, body
胫骨
Tibia
大收肌腱
Adductor magnus tendon
缝匠肌
Sartorius muscle
股薄肌腱
Gracilis tendon
后内侧关节囊
Posteromedial joint capsule
半腱肌腱
Semitendinosus tendon

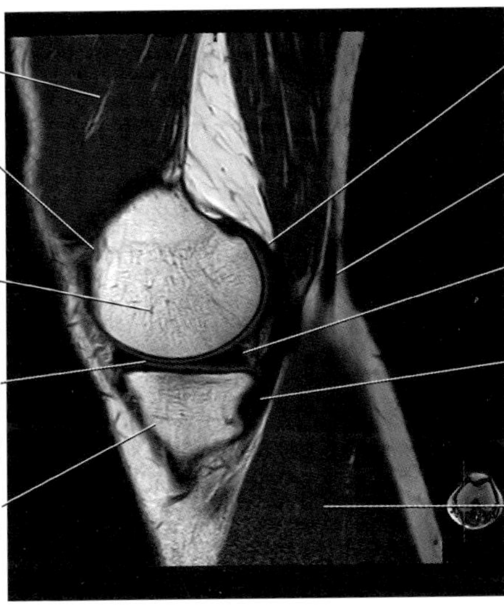
股内侧肌
Vastus medialis muscle
内侧支持带
Medial retinaculum
股骨内髁
Medial femoral condyle
内侧半月板，前角
Medial meniscus, anterior horn
胫骨
Tibia
腓肠肌腱内侧头
Gastrocnemius medial head tendon
半膜肌腱
Semimembranosus tendon
内侧半月板，后角
Medial meniscus, posterior horn
半膜肌腱关节囊扩展部
Capsular expansion of semitendinosus tendon
腓肠肌内侧头
Medial head gastrocnemius muscle

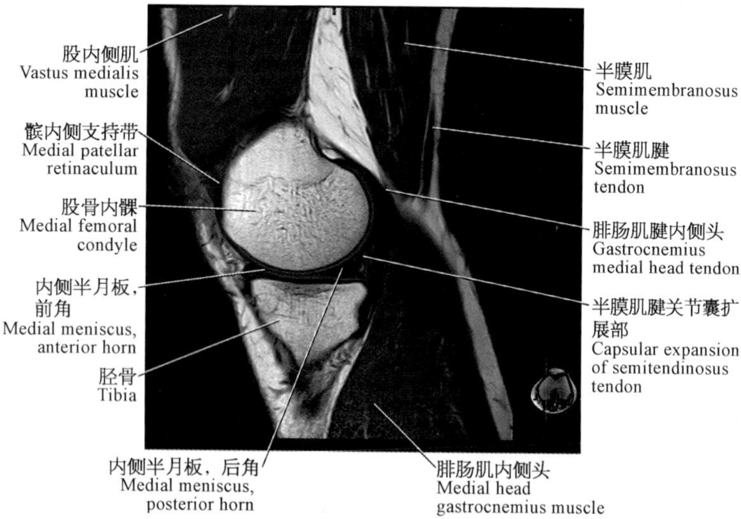
股内侧肌
Vastus medialis muscle
髌内侧支持带
Medial patellar retinaculum
股骨内髁
Medial femoral condyle
内侧半月板，前角
Medial meniscus, anterior horn
胫骨
Tibia
内侧半月板，后角
Medial meniscus, posterior horn
半膜肌
Semimembranosus muscle
半膜肌腱
Semimembranosus tendon
腓肠肌腱内侧头
Gastrocnemius medial head tendon
半膜肌腱关节囊扩展部
Capsular expansion of semitendinosus tendon
腓肠肌内侧头
Medial head gastrocnemius muscle

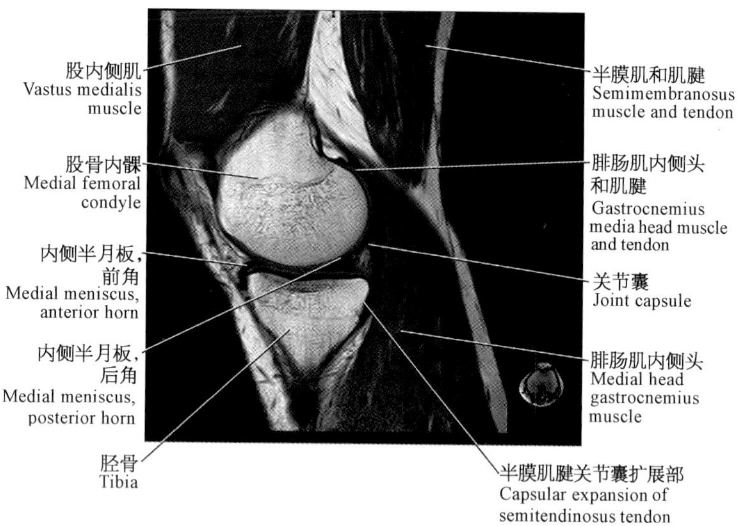
股内侧肌
Vastus medialis muscle
股骨内髁
Medial femoral condyle
内侧半月板，前角
Medial meniscus, anterior horn
内侧半月板，后角
Medial meniscus, posterior horn
胫骨
Tibia
半膜肌和肌腱
Semimembranosus muscle and tendon
腓肠肌内侧头和肌腱
Gastrocnemius media head muscle and tendon
关节囊
Joint capsule
腓肠肌内侧头
Medial head gastrocnemius muscle
半膜肌腱关节囊扩展部
Capsular expansion of semitendinosus tendon

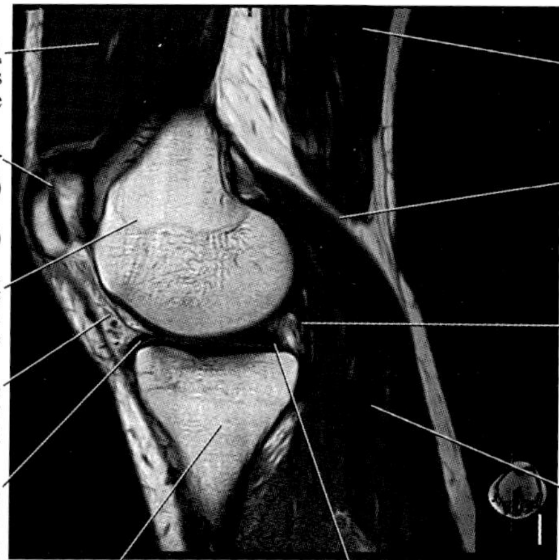

股内侧肌
Vastus medialis muscle
髌骨
(内侧小关节面)
Patella
(Medial facet)
股骨内髁
Medial femoral condyle
髌下脂肪垫
Infrapatellar fat pad
内侧半月板，
前角
Medial meniscus, anterior horn
胫骨
Tibia
内侧半月板，后角
Medial meniscus, posterior horn
半膜肌和肌腱
Semimembranosus muscle and tendon
腓肠肌内侧头和肌腱
Gastrocnemius media head muscle and tendon
半膜肌腱关节囊扩展部
Capsular expansion of semitendinosus tendon
腓肠肌内侧头
Medial head gastrocnemius muscle

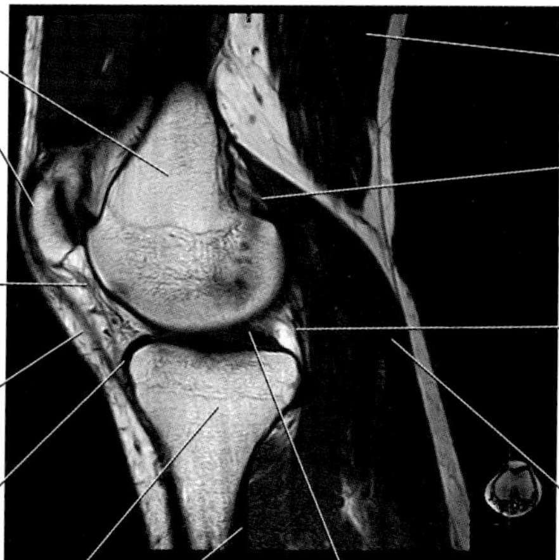

股骨
Femur
髌骨
(内侧小关节面)
Patella
(Medial facet)
髌下脂肪垫
Infrapatellar fat pad
髌骨内支持带
Medial patellar retinaculum
内侧半月板，
前角
Medial meniscus, anterior horn
胫骨
Tibia
腘肌
Popliteus muscle
内侧半月板，后角
Medial meniscus, posterior horn
半膜肌和肌腱
Semimembranosus muscle and tendon
腓肠肌内侧头和肌腱
Gastrocnemius media head muscle and tendon
斜腘韧带和后关节囊
Oblique popliteal ligament and Joint capsule
腓肠肌内侧头
Medial head gastrocnemius muscle

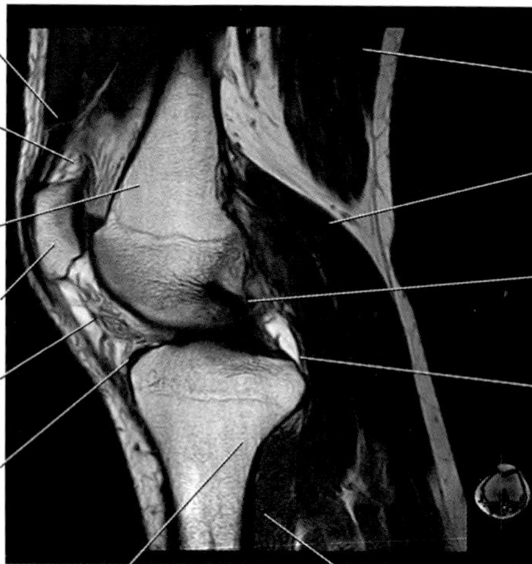
股四头肌腱
Quadriceps tendon
髌上脂肪体
Suprapatellar fat body
股骨
Femur
髌骨
Patella
髌下脂肪垫
Infrapatellar fat pad
内侧半月板，前角中心附着部
Central attachment anterior horn medial meniscus horn
胫骨
Tibia
腘肌
Popliteus muscle
半膜肌
Semimembranosus muscle
腓肠肌内侧头
Medial head gastrocnemius muscle
后交叉韧带
Posterior cruciate ligament
斜腘韧带和后关节囊
Oblique popliteal ligament and Joint capsule

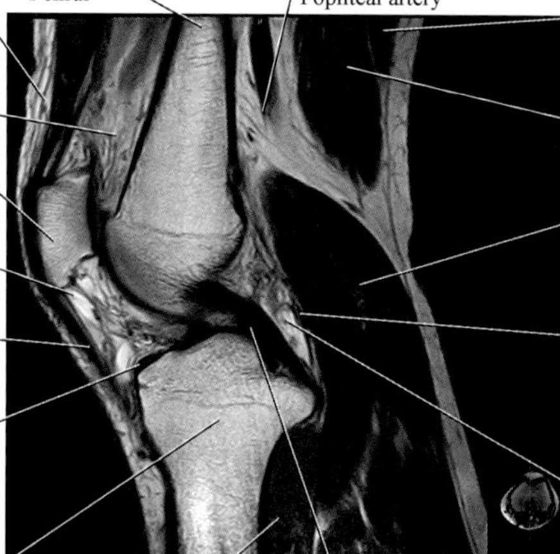
股骨
Femur
腘动脉
Popliteal artery
股四头肌腱
Quadriceps tendon
髌上黏液囊
Suprapatellar bursa
髌骨
Patella
髌下脂肪垫
Infrapatellar fat pad
髌腱
Patellar tendon
内侧半月板，前角中心附着部
Central attachment anterior horn medial meniscus horn
胫骨
Tibia
腘肌
Popliteus muscle
后交叉韧带
Posterior cruciate ligament
半腱肌和肌腱
Semitendinosus muscle and tendon
半膜肌和肌腱
Semimembranosus muscle and tendon
腓肠肌内侧头
Medial head gastrocnemius muscle
斜腘韧带和后关节囊
Oblique popliteal ligament and Joint capsule
Wrisberg 韧带
Ligament of Wrisberg

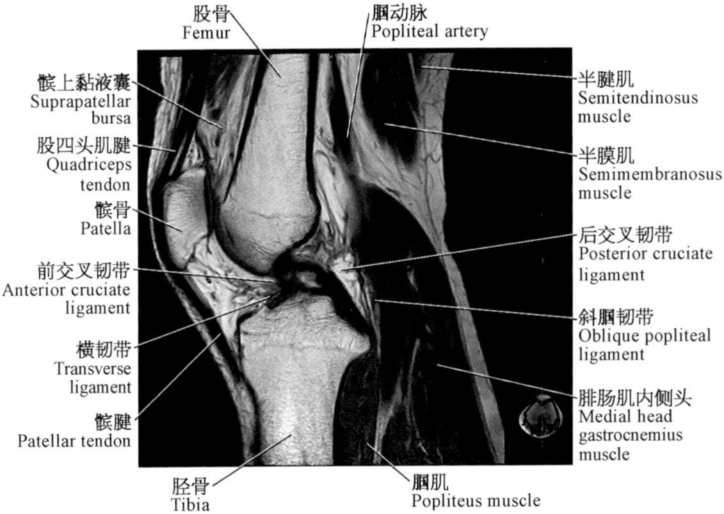
股骨
Femur
腘动脉
Popliteal artery
髌上黏液囊
Suprapatellar bursa
半腱肌
Semitendinosus muscle
股四头肌腱
Quadriceps tendon
半膜肌
Semimembranosus muscle
髌骨
Patella
后交叉韧带
Posterior cruciate ligament
前交叉韧带
Anterior cruciate ligament
斜腘韧带
Oblique popliteal ligament
横韧带
Transverse ligament
腓肠肌内侧头
Medial head gastrocnemius muscle
髌腱
Patellar tendon
胫骨
Tibia
腘肌
Popliteus muscle

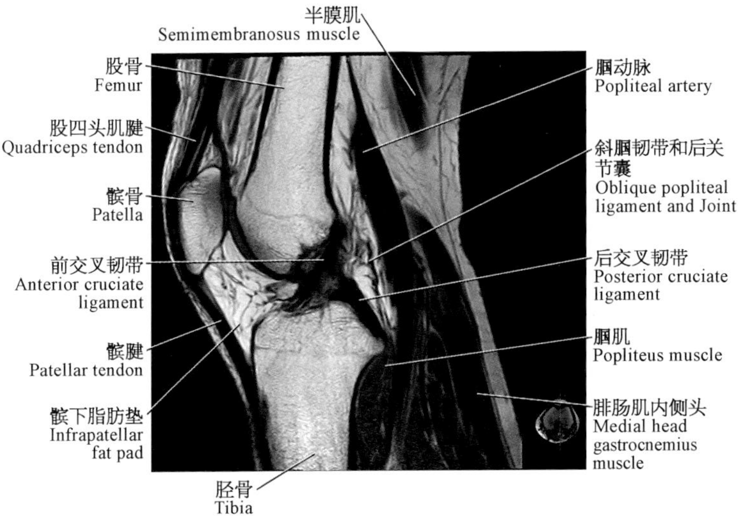
半膜肌
Semimembranosus muscle
股骨
Femur
腘动脉
Popliteal artery
股四头肌腱
Quadriceps tendon
斜腘韧带和后关节囊
Oblique popliteal ligament and Joint
髌骨
Patella
前交叉韧带
Anterior cruciate ligament
后交叉韧带
Posterior cruciate ligament
腘肌
Popliteus muscle
髌腱
Patellar tendon
腓肠肌内侧头
Medial head gastrocnemius muscle
髌下脂肪垫
Infrapatellar fat pad
胫骨
Tibia

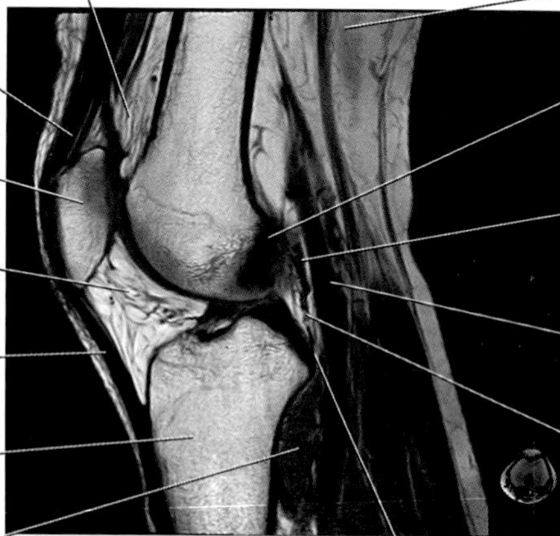
髌上黏液囊
Suprapatellar bursa
股四头肌腱
Quadriceps tendon
髌骨
Patella
髌下脂肪垫
Infrapatellar fat pad
髌腱
Patellar tendon
胫骨
Tibia
腘肌
Popliteus muscle
腘静脉
Popliteal vein
前交叉韧带
Anterior cruciate ligament
斜腘韧带
Oblique popliteal ligament
腘动脉
Popliteal artery
腘弓状韧带
Arcuate popliteal ligament
后交叉韧带
Posterior cruciate ligament

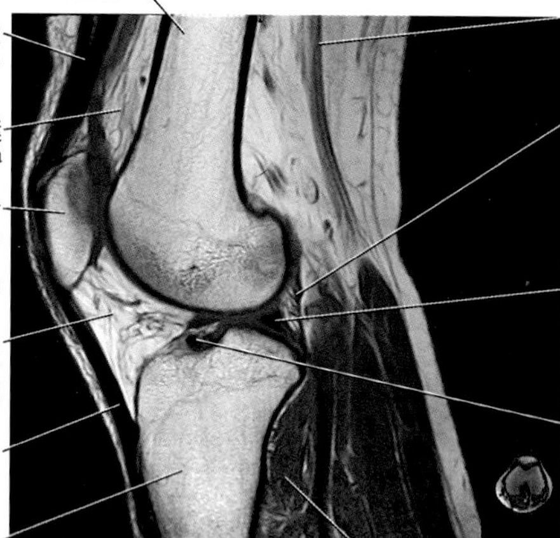
股骨
Femur
股四头肌腱
Quadriceps tendon
髌上黏液囊
Suprapatellar bursa
髌骨
(外侧小关节面)
Patella
(Lateral facet)
髌下脂肪垫
Infrapatellar fat pad
髌腱
Patellar tendon
胫骨
Tibia
胫神经
Tibial nerve
腘弓状韧带和关节囊
Arcuate popliteal ligament and capsule
外侧半月板，后角
Lateral meniscus, horn
外侧半月板，前角中心附着部
Central attachment anterior horn lateral meniscus
腘肌
Popliteus muscle

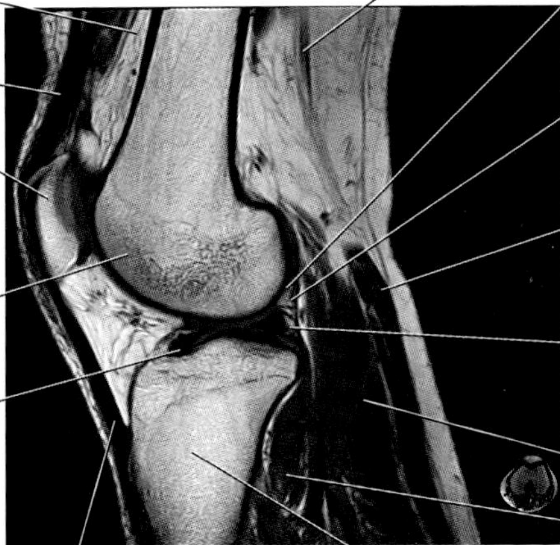
髌上黏液囊
Suprapatellar bursa
股四头肌腱
Quadriceps tendon
髌骨
(外侧小关节面)
Patella
(Lateral facet)
股骨外髁
Lateral femoral
condyle
外侧半月板，
前角
中心附着部
Central attachment
anterior horn
lateral meniscus
髌腱
Patellar tendon
胫神经
Tibial nerve
腘弓状韧带
Arcuate popliteal
ligament
Wrisberg韧带
Ligament of
Wrisberg
腓肠肌外侧头
Lateral head
gastrocnemius
muscle
外侧半月板，
后角
Lateral meniscus,
horn
跖肌
Plantaris muscle
腘肌
Popliteus muscle
胫骨
Tibia

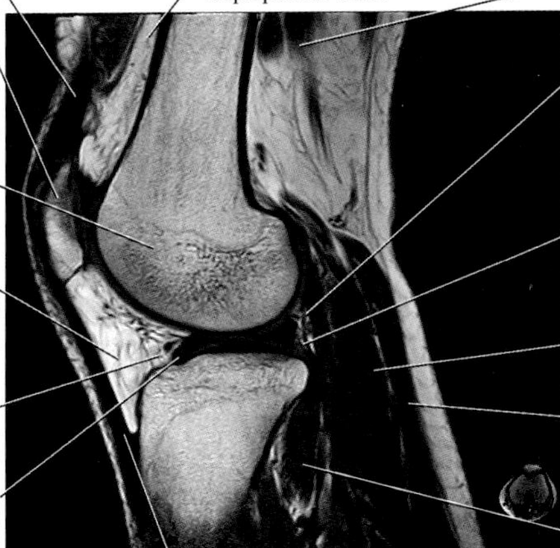
股四头肌腱
Quadriceps tendon
髌骨
(外侧小关节面)
Patella
(Lateral facet)
股骨外髁
Lateral femoral
condyle
髌下脂肪垫
Infrapatellar
fat pad
横韧带
Tranverse
ligament
外侧半月板,前角
中心附着部
Central attachment
anterior horn
lateral meniscus
髌上黏液囊
Suprapatellar bursa
髌腱
Patellar tendon
腓总神经
Common peroneal
nerve
腘弓状韧带和关
节囊
Arcuate popliteal
ligament and
capsule
外侧半月板，
后角
Lateral meniscus,
horn
跖肌
Plantaris muscle
腓肠肌外侧头
Lateral head
gastrocnemius
muscle
腘肌
Popliteus muscle

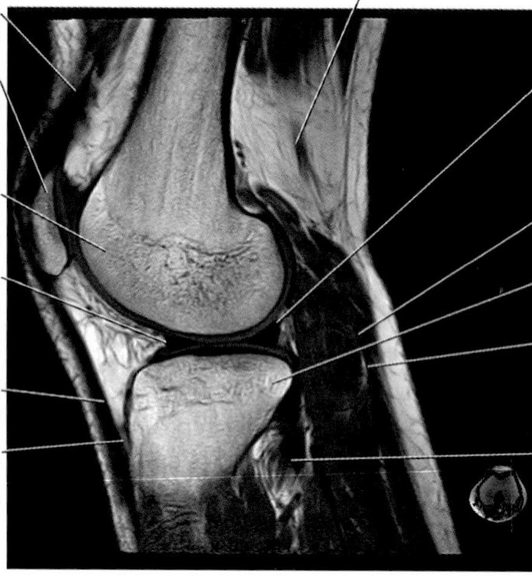

股四头肌腱
Quadriceps tendon
髌骨
(外侧小关节面)
Patella
(Lateral facet)
股骨外髁
Lateral femoral
condyle
外侧半月板，
前角
Lateral meniscus,
anterior horn
髌腱
Patellar tendon
髌下深部黏液囊
Deep intrapatellar
bursa
腓总神经
Common peroneal nerve
外侧半月板，
后角
Lateral meniscus,
horn
跖肌
Plantaris muscle
胫骨
Tibia
腓肠肌外侧头
Lateral head
gastrocnemius
muscle
腘肌和肌腱
Popliteus muscle
and tendon

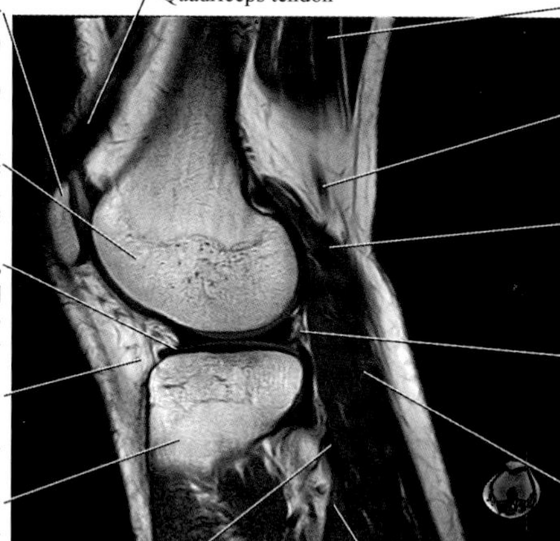

股四头肌腱
Quadriceps tendon
髌骨
(外侧小关节面)
Patella
(Lateral facet)
股骨外髁
Lateral femoral
condyle
外侧半月板，
前角
Lateral meniscus,
anterior horn
髌下脂肪垫
Infrapatellar
fat pad
胫骨
Tibia
股二头肌
Biceps femoris
muscle
腓总神经
Common peroneal
nerve
腓肠肌外侧头
Lateral head
gastrocnemius
muscle
外侧半月板，
后角
Lateral meniscus,
horn
跖肌
Plantaris muscle
腘肌腱
Popliteus tendon
腘肌
Popliteus muscle

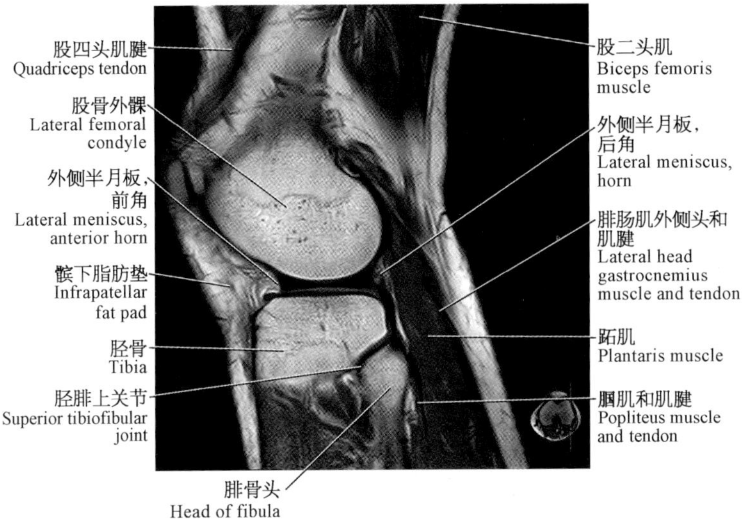
股四头肌腱
Quadriceps tendon
股骨外髁
Lateral femoral condyle
外侧半月板，前角
Lateral meniscus, anterior horn
髌下脂肪垫
Infrapatellar fat pad
胫骨
Tibia
胫腓上关节
Superior tibiofibular joint
腓骨头
Head of fibula
股二头肌
Biceps femoris muscle
外侧半月板，后角
Lateral meniscus, horn
腓肠肌外侧头和肌腱
Lateral head gastrocnemius muscle and tendon
跖肌
Plantaris muscle
腘肌和肌腱
Popliteus muscle and tendon

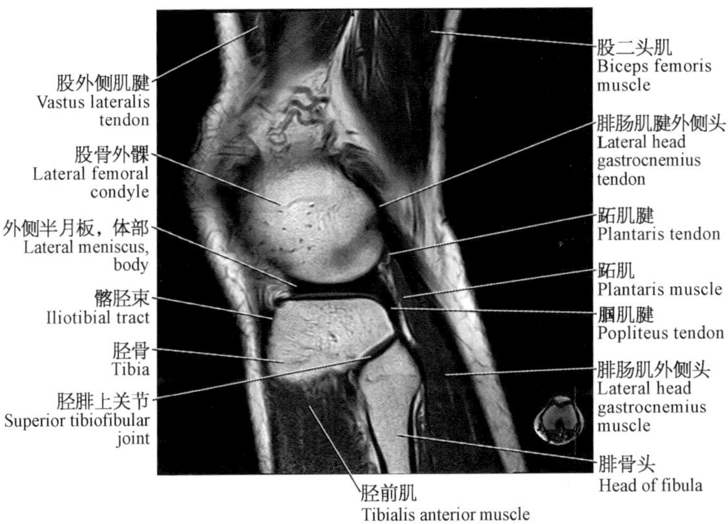
股外侧肌腱
Vastus lateralis tendon
股骨外髁
Lateral femoral condyle
外侧半月板，体部
Lateral meniscus, body
髂胫束
Iliotibial tract
胫骨
Tibia
胫腓上关节
Superior tibiofibular joint
胫前肌
Tibialis anterior muscle
股二头肌
Biceps femoris muscle
腓肠肌腱外侧头
Lateral head gastrocnemius tendon
跖肌腱
Plantaris tendon
跖肌
Plantaris muscle
腘肌腱
Popliteus tendon
腓肠肌外侧头
Lateral head gastrocnemius muscle
腓骨头
Head of fibula

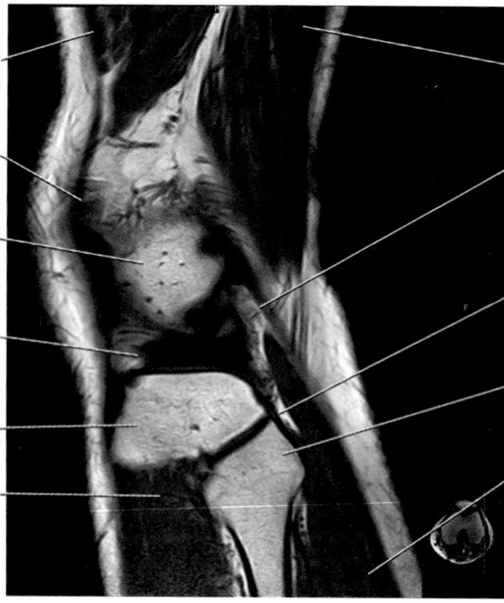
股外侧肌腱
Vastus lateralis tendon
外侧支持带
Lateral retinaculum
股骨外髁
Lateral femoral condyle
外侧半月板，体部
Lateral meniscus, body
胫骨
Tibia
胫前肌
Tibialis anterior muscle
股二头肌
Biceps femoris muscle
腓肠肌腱外侧头
Lateral head gastrocnemius tendon
腘肌腱
Popliteus tendon
腓骨头
Head of fibula
腓肠肌外侧头
Lateral head gastrocnemius muscle

肘关节磁共振图谱

（冠状位）

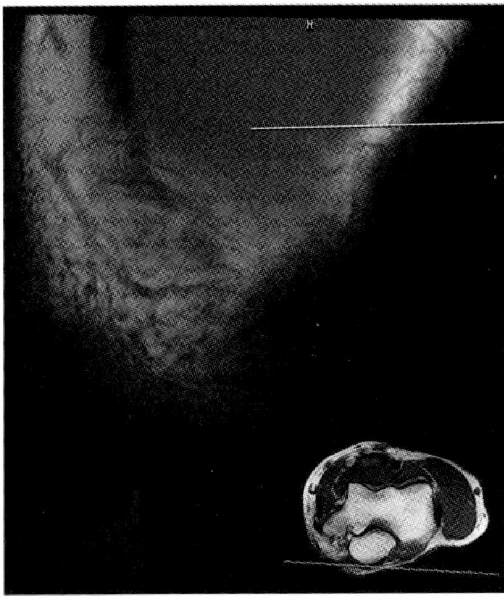
H
肱三头肌
Triceps muscle

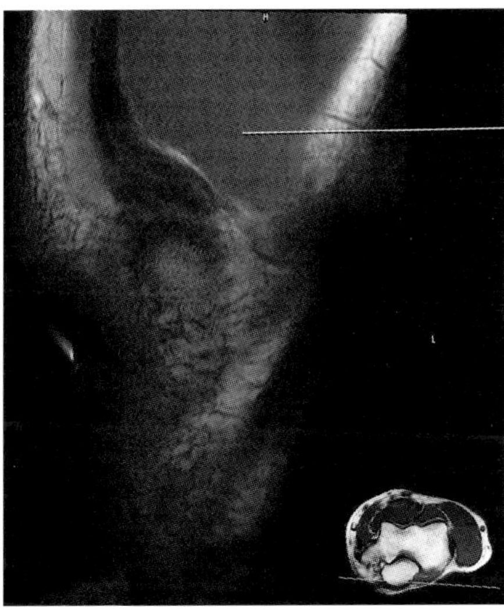
H
肱三头肌和肌腱
Triceps muscle
and tendon

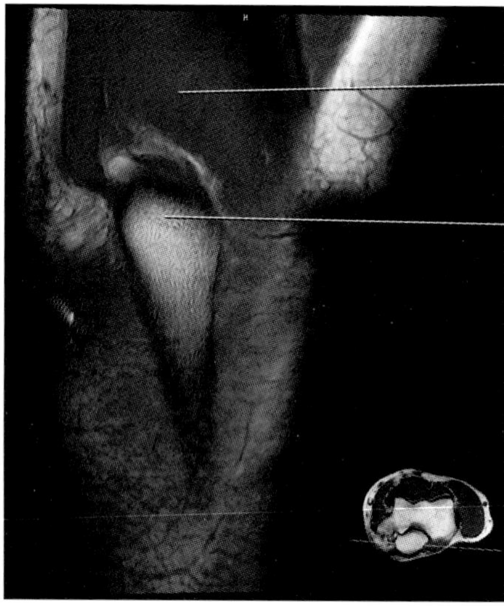
肱三头肌和肌腱
Triceps muscle
and tendon
鹰嘴
Olecranon

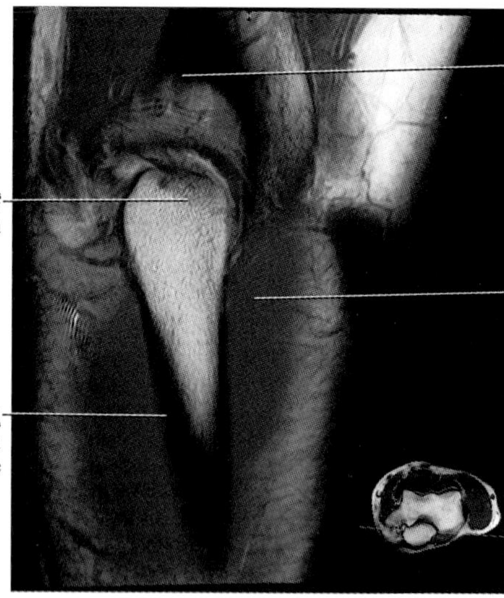
肱三头肌和肌腱
Triceps muscle
and tendon
鹰嘴
Olecranon
肘肌
Anconeus muscle
指深屈肌
Flexor digitorum
profundus muscle

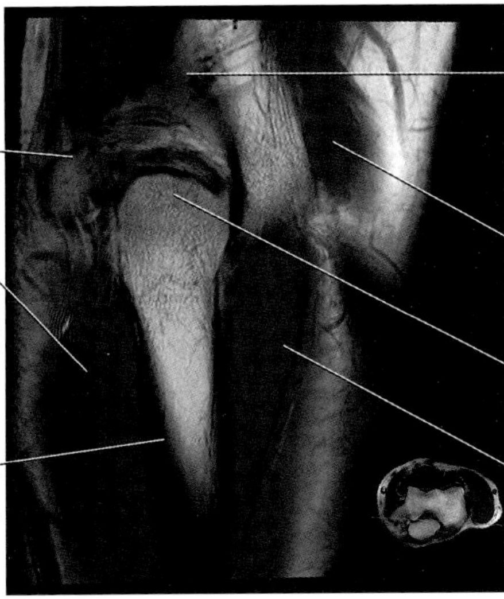
肱三头肌和肌腱
Triceps muscle and tendon
内上髁
Medial epicondyle
桡侧腕长伸肌
Extensor carpi radialis longus muscle
指浅屈肌
Flexor digitorum superficialis muscle
鹰嘴
Olecranon
指深屈肌
Flexor digitorum profundus muscle
肘肌
Anconeus muscle

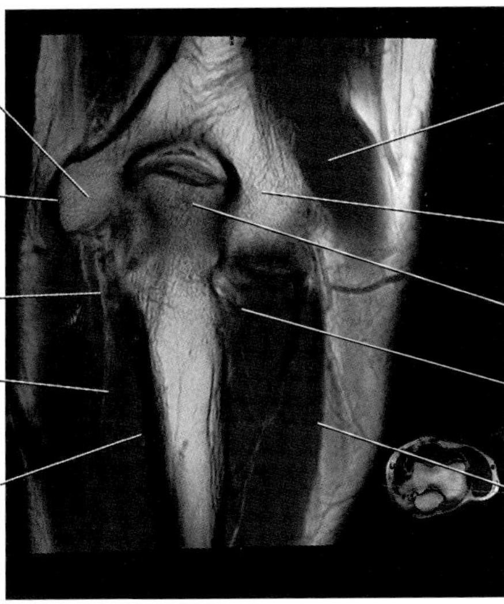
内上髁
Medial epicondyle
桡侧腕长伸肌
Extensor carpi radialis longus muscle
屈肌总腱
Common flex tenson
肱骨小头
Capitellum
尺神经
Ulnar nerve
鹰嘴
Olecranon
尺侧腕屈肌
Flexor carpi ulnaris
肘肌
Anconeus muscle
指深屈肌
Flexor digitorum profundus muscle
尺侧腕伸肌
Extensor carpi ulnaris muscle

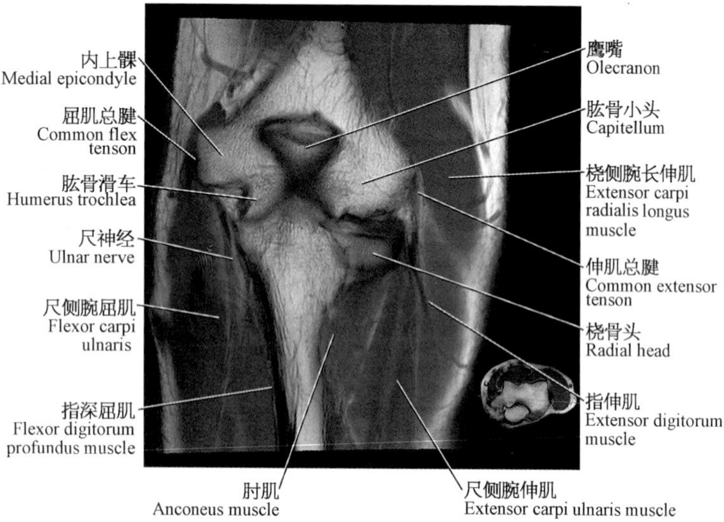
内上髁
Medial epicondyle
屈肌总腱
Common flex tenson
肱骨滑车
Humerus trochlea
尺神经
Ulnar nerve
尺侧腕屈肌
Flexor carpi ulnaris
指深屈肌
Flexor digitorum profundus muscle
鹰嘴
Olecranon
肱骨小头
Capitellum
桡侧腕长伸肌
Extensor carpi radialis longus muscle
伸肌总腱
Common extensor tenson
桡骨头
Radial head
指伸肌
Extensor digitorum muscle
肘肌
Anconeus muscle
尺侧腕伸肌
Extensor carpi ulnaris muscle

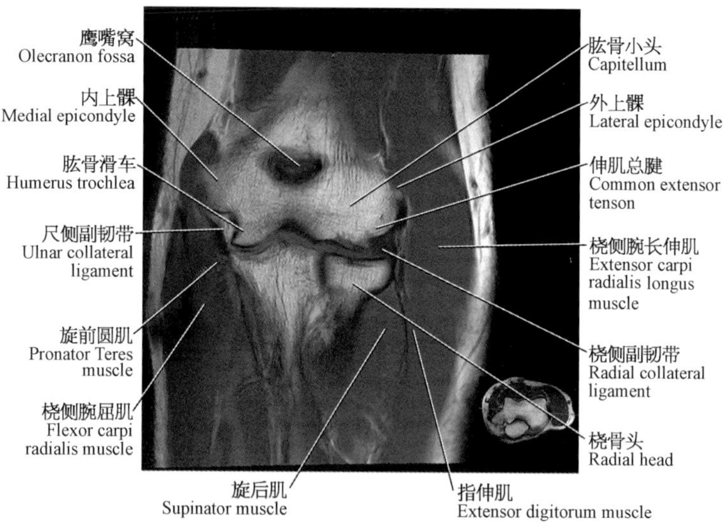
鹰嘴窝
Olecranon fossa
内上髁
Medial epicondyle
肱骨滑车
Humerus trochlea
尺侧副韧带
Ulnar collateral ligament
旋前圆肌
Pronator Teres muscle
桡侧腕屈肌
Flexor carpi radialis muscle
肱骨小头
Capitellum
外上髁
Lateral epicondyle
伸肌总腱
Common extensor tenson
桡侧腕长伸肌
Extensor carpi radialis longus muscle
桡侧副韧带
Radial collateral ligament
桡骨头
Radial head
旋后肌
Supinator muscle
指伸肌
Extensor digitorum muscle

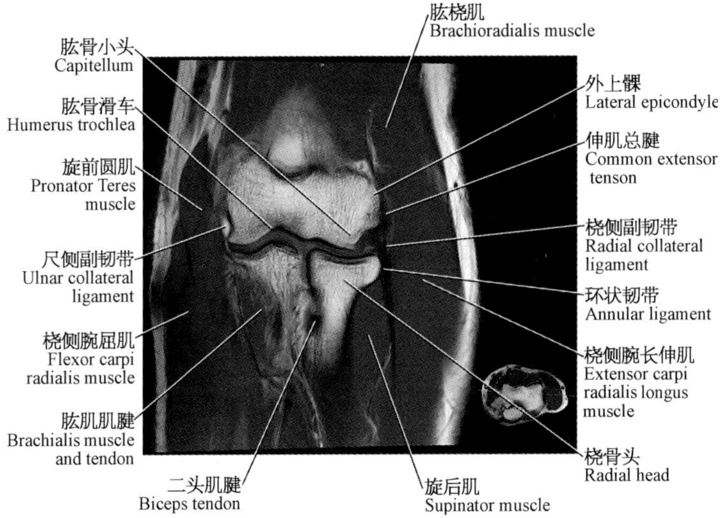
肱桡肌
Brachioradialis muscle
肱骨小头
Capitellum
外上髁
Lateral epicondyle
肱骨滑车
Humerus trochlea
伸肌总腱
Common extensor tenson
旋前圆肌
Pronator Teres muscle
桡侧副韧带
Radial collateral ligament
尺侧副韧带
Ulnar collateral ligament
环状韧带
Annular ligament
桡侧腕屈肌
Flexor carpi radialis muscle
桡侧腕长伸肌
Extensor carpi radialis longus muscle
肱肌肌腱
Brachialis muscle and tendon
桡骨头
Radial head
二头肌腱
Biceps tendon
旋后肌
Supinator muscle

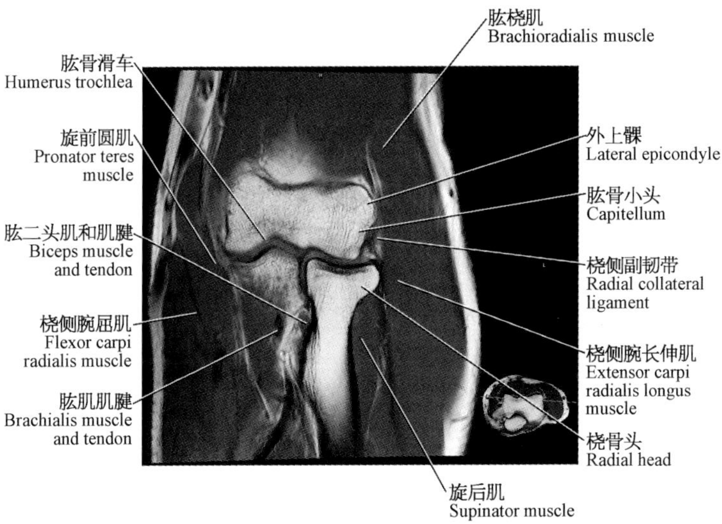
肱桡肌
Brachioradialis muscle
肱骨滑车
Humerus trochlea
外上髁
Lateral epicondyle
旋前圆肌
Pronator teres muscle
肱骨小头
Capitellum
肱二头肌和肌腱
Biceps muscle and tendon
桡侧副韧带
Radial collateral ligament
桡侧腕屈肌
Flexor carpi radialis muscle
桡侧腕长伸肌
Extensor carpi radialis longus muscle
肱肌肌腱
Brachialis muscle and tendon
桡骨头
Radial head
旋后肌
Supinator muscle

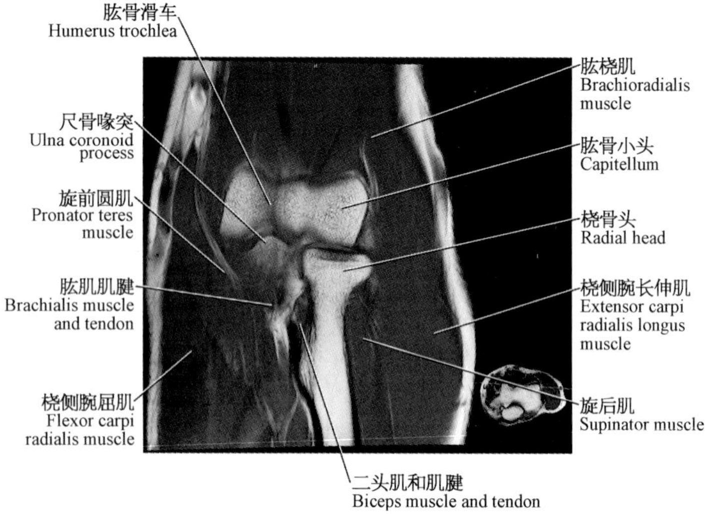
肱骨滑车
Humerus trochlea
尺骨喙突
Ulna coronoid process
旋前圆肌
Pronator teres muscle
肱肌肌腱
Brachialis muscle and tendon
桡侧腕屈肌
Flexor carpi radialis muscle
肱桡肌
Brachioradialis muscle
肱骨小头
Capitellum
桡骨头
Radial head
桡侧腕长伸肌
Extensor carpi radialis longus muscle
旋后肌
Supinator muscle
二头肌和肌腱
Biceps muscle and tendon

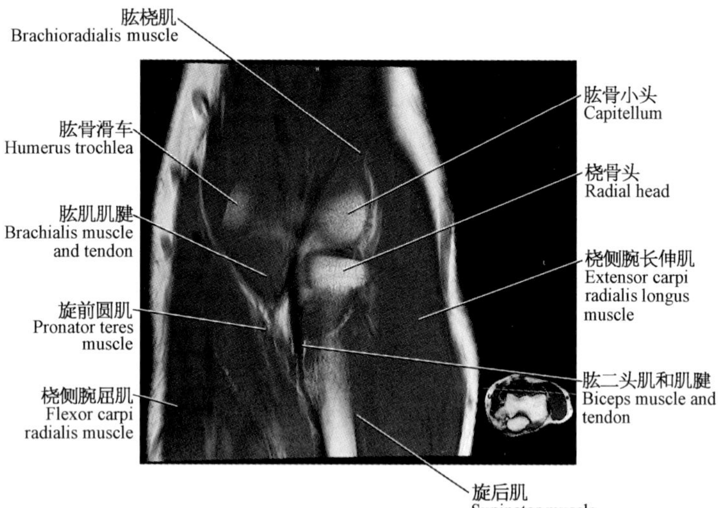
肱桡肌
Brachioradialis muscle
肱骨滑车
Humerus trochlea
肱肌肌腱
Brachialis muscle and tendon
旋前圆肌
Pronator teres muscle
桡侧腕屈肌
Flexor carpi radialis muscle
肱骨小头
Capitellum
桡骨头
Radial head
桡侧腕长伸肌
Extensor carpi radialis longus muscle
肱二头肌和肌腱
Biceps muscle and tendon
旋后肌
Supinator muscle

肘关节磁共振图谱

（横断位）

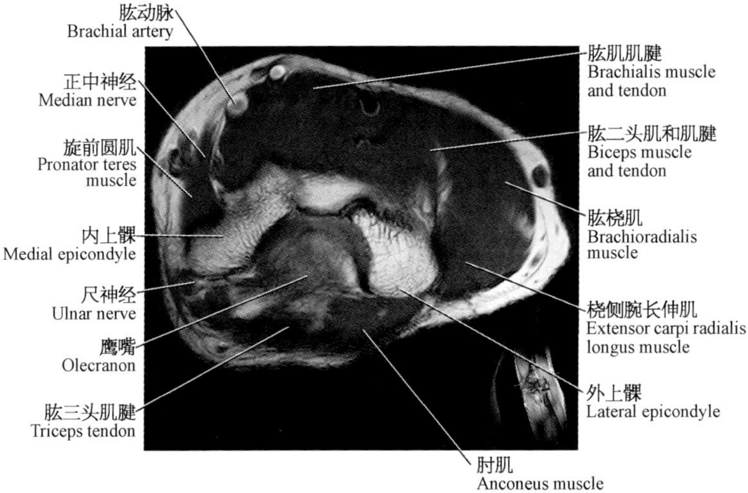
肱动脉
Brachial artery
正中神经
Median nerve
旋前圆肌
Pronator teres muscle
内上髁
Medial epicondyle
尺神经
Ulnar nerve
鹰嘴
Olecranon
肱三头肌腱
Triceps tendon
肱肌肌腱
Brachialis muscle and tendon
肱二头肌和肌腱
Biceps muscle and tendon
肱桡肌
Brachioradialis muscle
桡侧腕长伸肌
Extensor carpi radialis longus muscle
外上髁
Lateral epicondyle
肘肌
Anconeus muscle

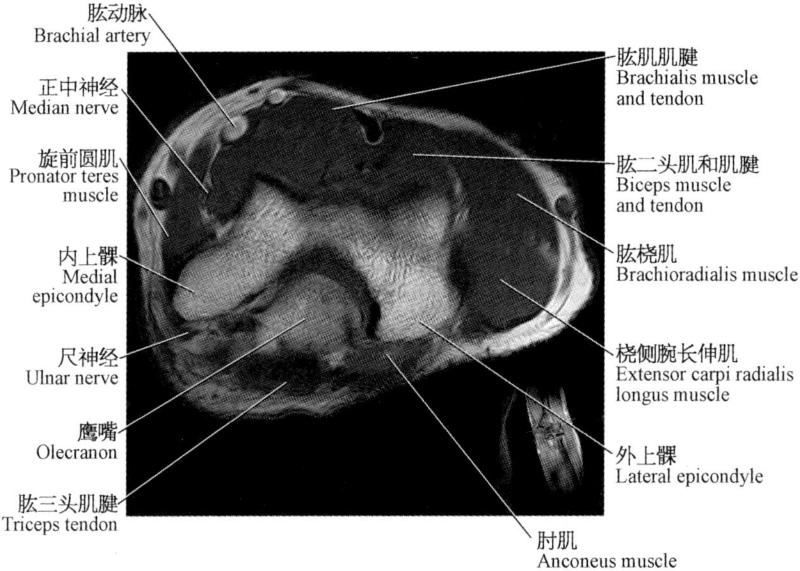
肱动脉
Brachial artery
正中神经
Median nerve
旋前圆肌
Pronator teres muscle
内上髁
Medial epicondyle
尺神经
Ulnar nerve
鹰嘴
Olecranon
肱三头肌腱
Triceps tendon
肱肌肌腱
Brachialis muscle and tendon
肱二头肌和肌腱
Biceps muscle and tendon
肱桡肌
Brachioradialis muscle
桡侧腕长伸肌
Extensor carpi radialis longus muscle
外上髁
Lateral epicondyle
肘肌
Anconeus muscle

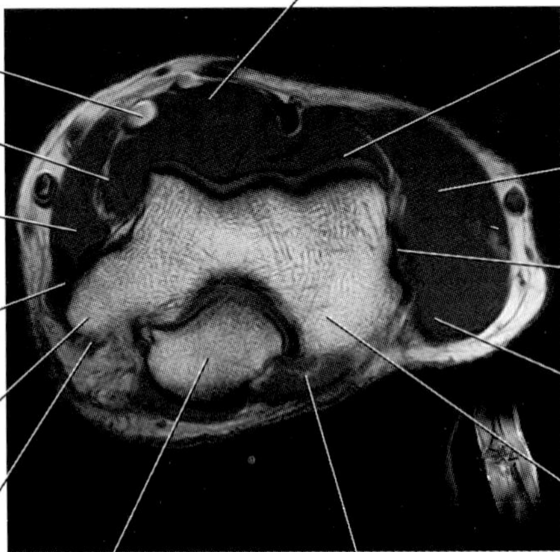
肱肌肌腱
Brachialis muscle and tendon
肱二头肌和肌腱
Biceps muscle and tendon
肱动脉
Brachial artery
正中神经
Median nerve
肱桡肌
Brachioradialis muscle
旋前圆肌
Pronator teres muscle
桡侧副韧带
Radial collateral ligament
屈肌总腱
Common flex tenson
桡侧腕长伸肌
Extensor carpi radialis longus muscle
内上髁
Medial epicondyle
外上髁
Lateral epicondyle
尺神经
Ulnar nerve
鹰嘴
Olecranon
肘肌
Anconeus muscle

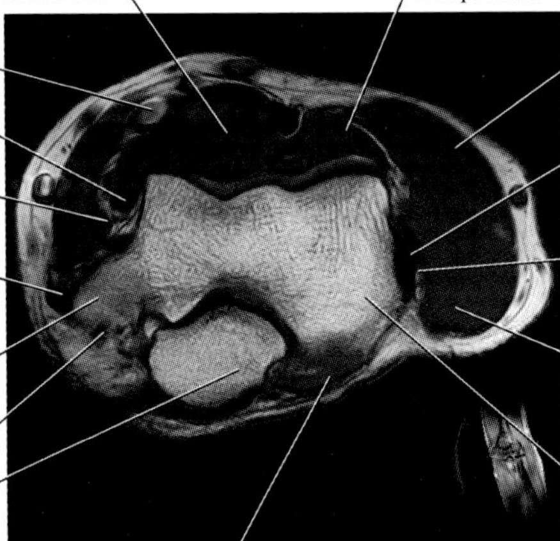
肱肌肌腱
Brachialis muscle and tendon
肱二头肌和肌腱
Biceps muscle and tendon
肱动脉
Brachial artery
肱桡肌
Brachioradialis muscle
正中神经
Median nerve
桡侧副韧带
Radial collateral ligament
旋前圆肌
Pronator teres muscle
伸肌总腱
Common extensor tenson
屈肌总腱
Common flex tenson
桡侧腕长伸肌
Extensor carpi radialis longus muscle
内上髁
Medial epicondyle
尺神经
Ulnar nerve
外上髁
Lateral epicondyle
鹰嘴
Olecranon
肘肌
Anconeus muscle

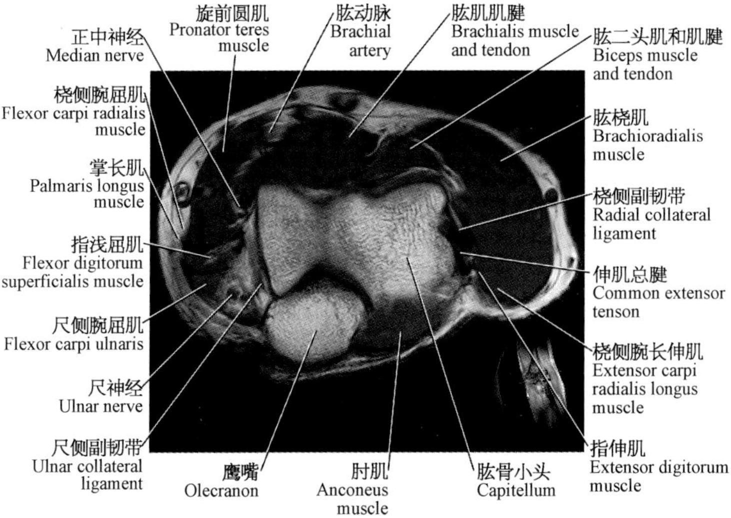
旋前圆肌
Pronator teres muscle
肱动脉
Brachial artery
肱肌肌腱
Brachialis muscle and tendon
正中神经
Median nerve
肱二头肌和肌腱
Biceps muscle and tendon
桡侧腕屈肌
Flexor carpi radialis muscle
肱桡肌
Brachioradialis muscle
掌长肌
Palmaris longus muscle
桡侧副韧带
Radial collateral ligament
指浅屈肌
Flexor digitorum superficialis muscle
伸肌总腱
Common extensor tenson
尺侧腕屈肌
Flexor carpi ulnaris
桡侧腕长伸肌
Extensor carpi radialis longus muscle
尺神经
Ulnar nerve
尺侧副韧带
Ulnar collateral ligament
指伸肌
Extensor digitorum muscle
鹰嘴
Olecranon
肘肌
Anconeus muscle
肱骨小头
Capitellum

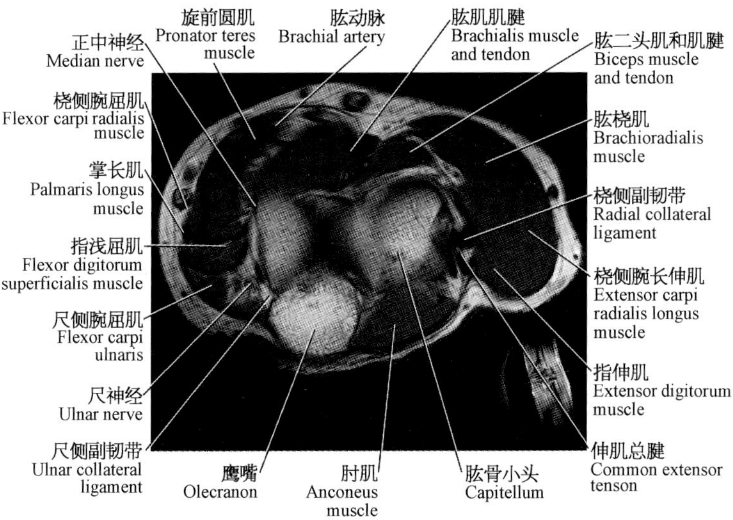
旋前圆肌
Pronator teres muscle
肱动脉
Brachial artery
肱肌肌腱
Brachialis muscle and tendon
正中神经
Median nerve
肱二头肌和肌腱
Biceps muscle and tendon
桡侧腕屈肌
Flexor carpi radialis muscle
肱桡肌
Brachioradialis muscle
掌长肌
Palmaris longus muscle
桡侧副韧带
Radial collateral ligament
指浅屈肌
Flexor digitorum superficialis muscle
桡侧腕长伸肌
Extensor carpi radialis longus muscle
尺侧腕屈肌
Flexor carpi ulnaris
指伸肌
Extensor digitorum muscle
尺神经
Ulnar nerve
尺侧副韧带
Ulnar collateral ligament
伸肌总腱
Common extensor tenson
鹰嘴
Olecranon
肘肌
Anconeus muscle
肱骨小头
Capitellum

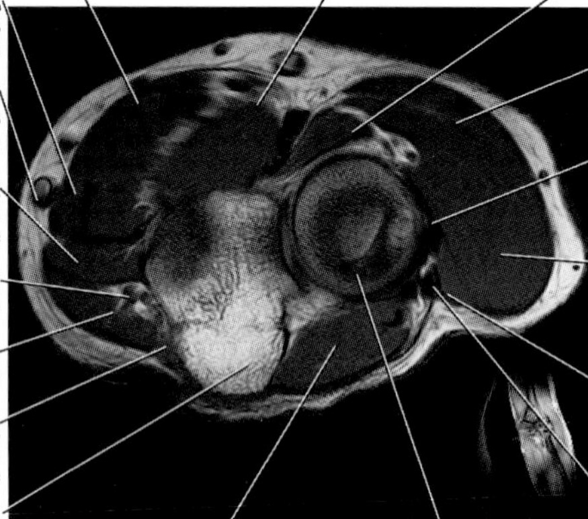
旋前圆肌
Pronator teres muscle
桡侧腕屈肌
Flexor carpi radialis muscle
掌长肌
Palmaris longus muscle
指浅屈肌
Flexor digitorum superficialis muscle
尺神经
Ulnar nerve
尺侧腕屈肌
Flexor carpi ulnaris
指深屈肌
Flexor digitorum profundus muscle
鹰嘴
Olecranon
肱肌肌腱
Brachialis muscle and tendon
肱二头肌和肌腱
Biceps muscle and tendon
肱桡肌
Brachioradialis muscle
桡侧副韧带
Radial collateral ligament
桡侧腕长伸肌
Extensor carpi radialis longus muscle
指伸肌
Extensor digitorum muscle
伸肌总腱
Common extensor tenson
肘肌
Anconeus muscle
桡骨头
Radial head

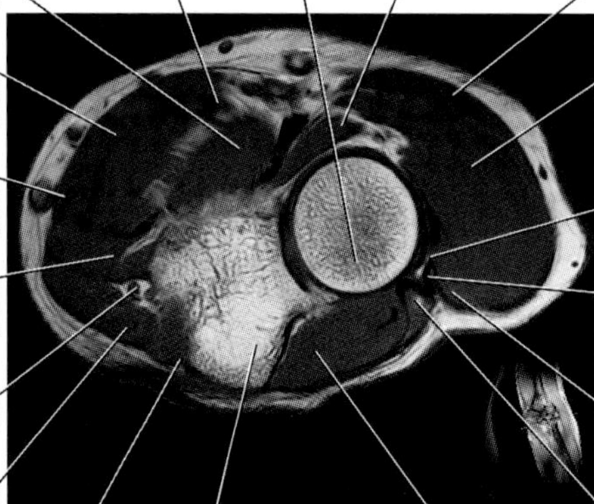
肱动脉
Brachial artery
桡骨头
Radial head
肱二头肌和肌腱
Biceps muscle and tendon
肱肌肌腱
Brachialis muscle and tendon
肱桡肌
Brachioradialis muscle
旋前圆肌
Pronator teres muscle
桡侧腕长伸肌
Extensor carpi radialis longus muscle
桡侧腕屈肌
Flexor carpi radialis muscle
环状韧带
Annular ligament
指浅屈肌
Flexor digitorum superficialis muscle
伸肌总腱
Common extensor tenson
尺神经
Ulnar nerve
指伸肌
Extensor digitorum muscle
尺侧腕屈肌
Flexor carpi ulnaris
尺侧腕伸肌
Extensor carpi ulnaris muscle
指深屈肌
Flexor digitorum profundus muscle
鹰嘴
Olecranon
肘肌
Anconeus muscle

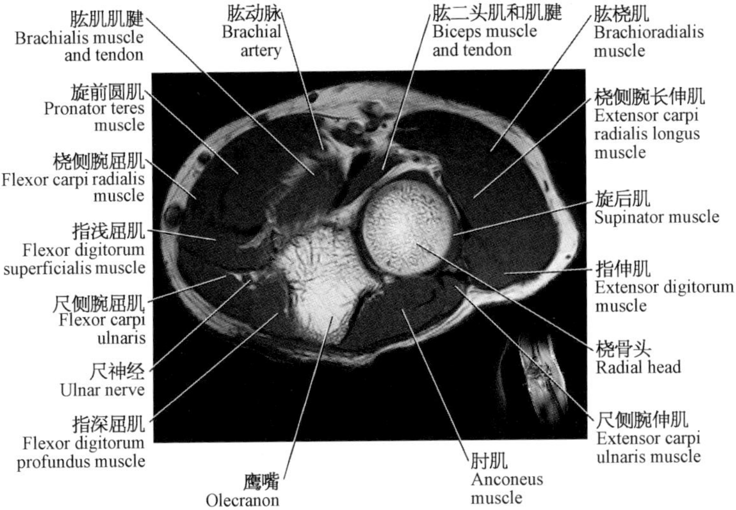
肱肌肌腱
Brachialis muscle and tendon
肱动脉
Brachial artery
肱二头肌和肌腱
Biceps muscle and tendon
肱桡肌
Brachioradialis muscle
旋前圆肌
Pronator teres muscle
桡侧腕长伸肌
Extensor carpi radialis longus muscle
桡侧腕屈肌
Flexor carpi radialis muscle
旋后肌
Supinator muscle
指浅屈肌
Flexor digitorum superficialis muscle
指伸肌
Extensor digitorum muscle
尺侧腕屈肌
Flexor carpi ulnaris
桡骨头
Radial head
尺神经
Ulnar nerve
尺侧腕伸肌
Extensor carpi ulnaris muscle
指深屈肌
Flexor digitorum profundus muscle
肘肌
Anconeus muscle
鹰嘴
Olecranon

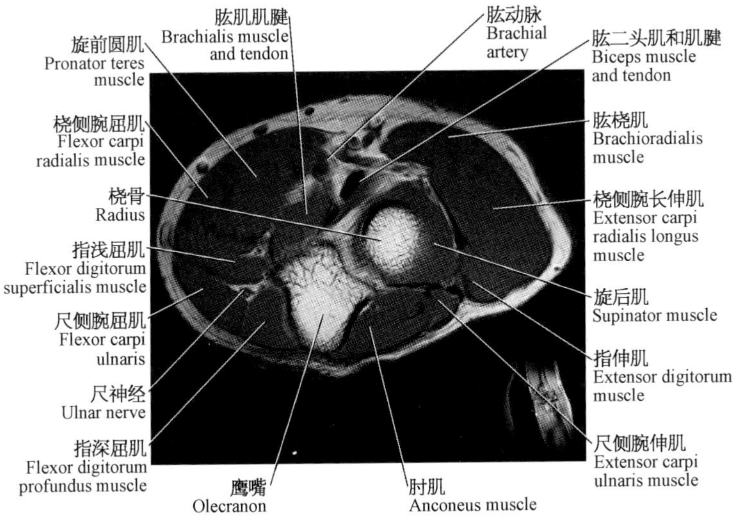
肱肌肌腱
Brachialis muscle and tendon
肱动脉
Brachial artery
旋前圆肌
Pronator teres muscle
肱二头肌和肌腱
Biceps muscle and tendon
桡侧腕屈肌
Flexor carpi radialis muscle
肱桡肌
Brachioradialis muscle
桡骨
Radius
桡侧腕长伸肌
Extensor carpi radialis longus muscle
指浅屈肌
Flexor digitorum superficialis muscle
旋后肌
Supinator muscle
尺侧腕屈肌
Flexor carpi ulnaris
指伸肌
Extensor digitorum muscle
尺神经
Ulnar nerve
指深屈肌
Flexor digitorum profundus muscle
尺侧腕伸肌
Extensor carpi ulnaris muscle
鹰嘴
Olecranon
肘肌
Anconeus muscle

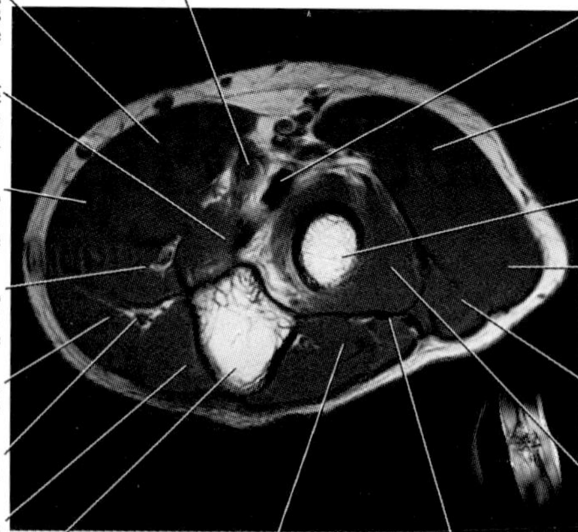

肱动脉
Brachial artery
旋前圆肌
Pronator teres muscle
肱肌肌腱
Brachialis muscle and tendon
桡侧腕屈肌
Flexor carpi radialis muscle
指浅屈肌
Flexor digitorum superficialis muscle
尺侧腕屈肌
Flexor carpi ulnaris
尺神经
Ulnar nerve
指深屈肌
Flexor digitorum profundus muscle
尺骨
Ulna
肘肌
Anconeus muscle
尺侧腕伸肌
Extensor carpi ulnaris muscle
肱二头肌腱
Biceps tendon
肱桡肌
Brachioradialis muscle
桡骨
Radius
桡侧腕长伸肌
Extensor carpi radialis longus muscle
指伸肌
Extensor digitorum muscle
旋后肌
Supinator muscle

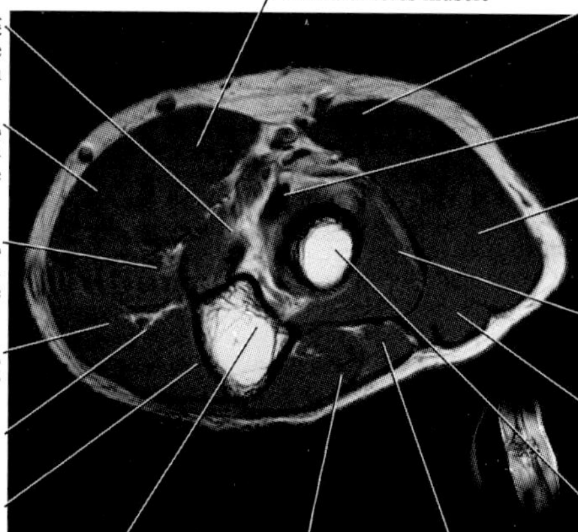

旋前圆肌
Pronator teres muscle
肱肌肌腱
Brachialis muscle and tendon
桡侧腕屈肌
Flexor carpi radialis muscle
指浅屈肌
Flexor digitorum superficialis muscle
尺侧腕屈肌
Flexor carpi ulnaris
尺神经
Ulnar nerve
指深屈肌
Flexor digitorum profundus muscle
尺骨
Ulna
肘肌
Anconeus muscle
尺侧腕伸肌
Extensor carpi ulnaris muscle
肱桡肌
Brachioradialis muscle
肱二头肌腱
Biceps tendon
桡侧腕长伸肌
Extensor carpi radialis longus muscle
旋后肌
Supinator muscle
指伸肌
Extensor digitorum muscle
桡骨
Radius

肘关节磁共振图谱

（矢状位）

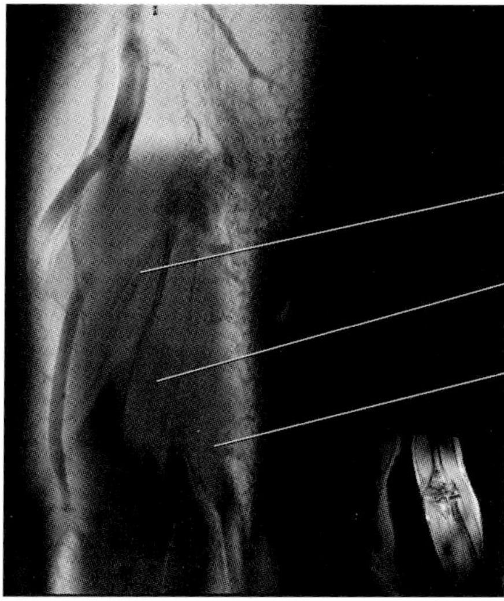
桡侧腕屈肌
Flexor carpi
radialis muscle
指浅屈肌
Flexor digitorum
superficialis muscle
尺侧腕屈肌
Flexor carpi ulnaris

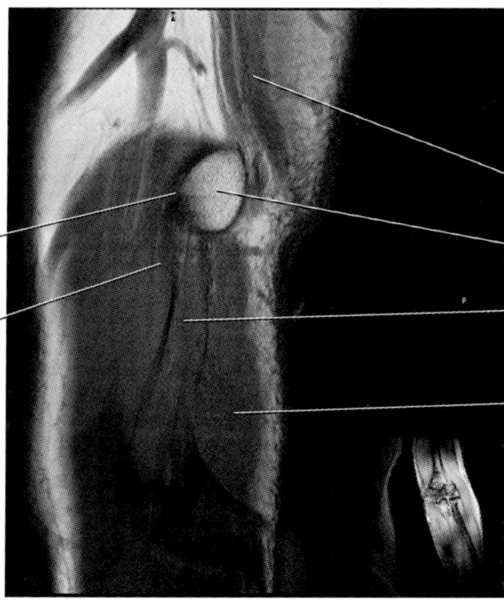
肱三头肌
Triceps muscle
旋前圆肌
Pronator teres
muscle
内上髁
Medial epicondyle
桡侧腕屈肌
Flexor carpi
radialis muscle
指浅屈肌
Flexor digitorum
superficialis muscle
尺侧腕伸肌
Extensor carpi
ulnaris muscle

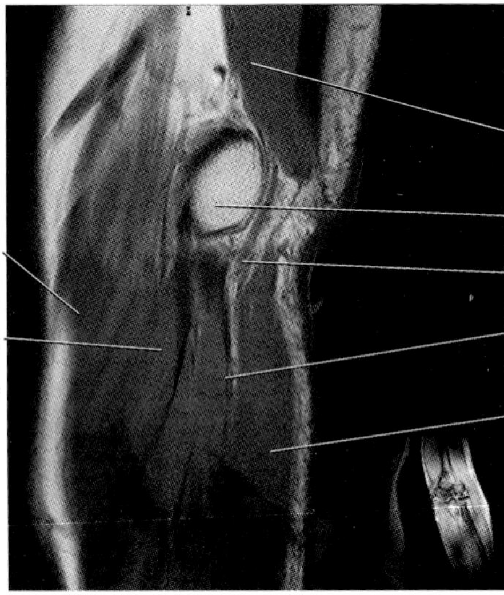
肱三头肌和肌腱
Triceps muscle and tendon
内上髁
Medial epicondyle
尺神经
Ulnar nerve
指浅屈肌
Flexor digitorum superficialis muscle
尺侧腕伸肌
Extensor carpi ulnaris muscle
旋前圆肌
Pronator teres muscle
桡侧腕屈肌
Flexor carpi radialis muscle

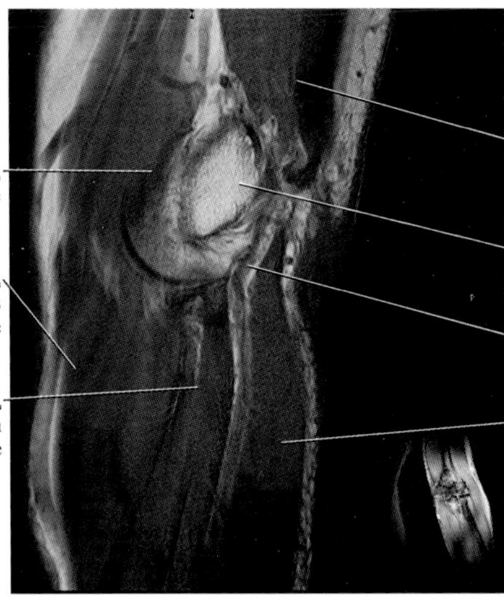
肱三头肌和肌腱
Triceps muscle and tendon
肱肌
Brachialis muscle
内上髁
Medial epicondyle
旋前圆肌
Pronator teres muscle
尺神经
Ulnar nerve
指浅屈肌
Flexor digitorum superficialis muscle
尺侧腕伸肌
Extensor carpi ulnaris muscle

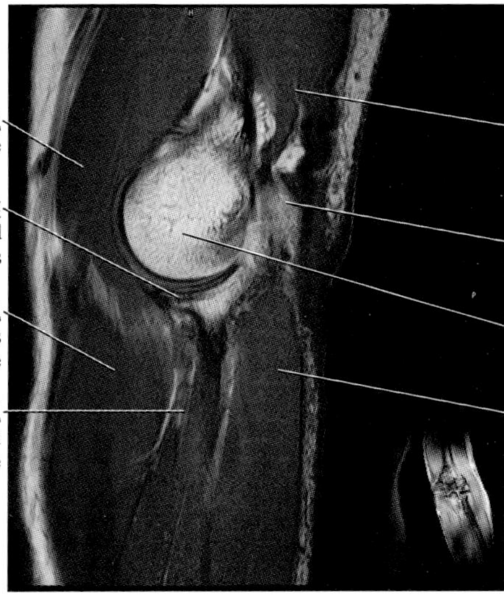
肱肌
Brachialis muscle
尺骨喙突
Ulna coronoid process
旋前圆肌
Pronator teres muscle
指浅屈肌
Flexor digitorum superficialis muscle
肱三头肌和肌腱
Triceps muscle and tendon
尺骨鹰嘴
Ulna olecranon
肱骨滑车
Humerus trochlea
尺侧腕伸肌
Extensor carpi ulnaris muscle

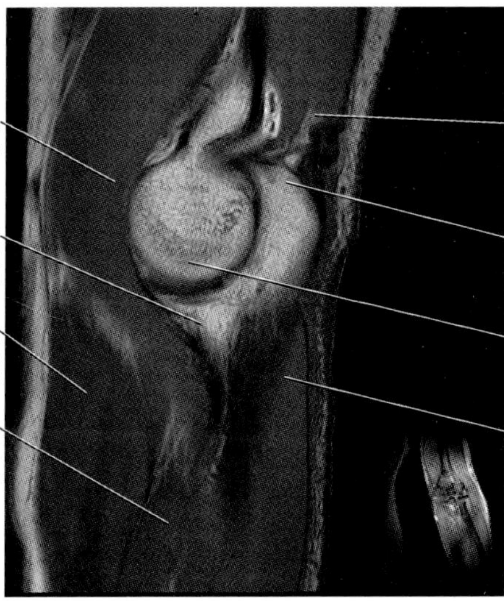
肱肌
Brachialis muscle
尺骨喙突
Ulna coronoid Process
旋前圆肌
Pronator teres muscle
指浅屈肌
Flexor digitorum superficialis muscle
肱三头肌和肌腱
Triceps muscle and tendon
尺骨鹰嘴
Ulna olecranon
肱骨滑车
Humerus trochlea
指深屈肌
Flexor digitorum profundus muscle

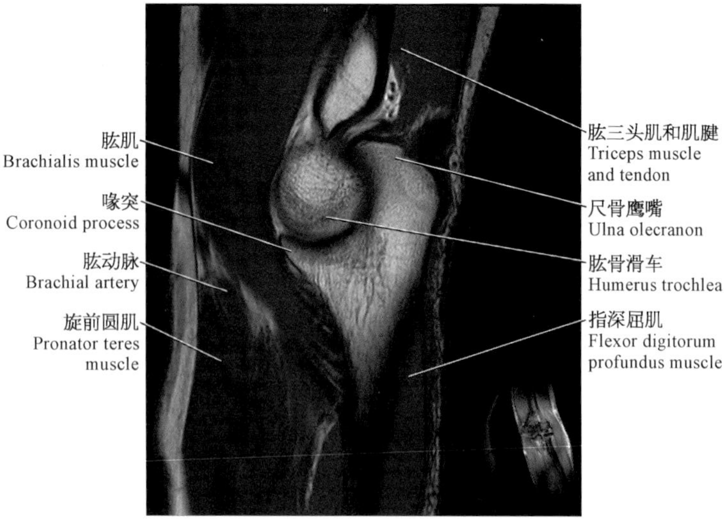
肱肌
Brachialis muscle
喙突
Coronoid process
肱动脉
Brachial artery
旋前圆肌
Pronator teres muscle
肱三头肌和肌腱
Triceps muscle and tendon
尺骨鹰嘴
Ulna olecranon
肱骨滑车
Humerus trochlea
指深屈肌
Flexor digitorum profundus muscle

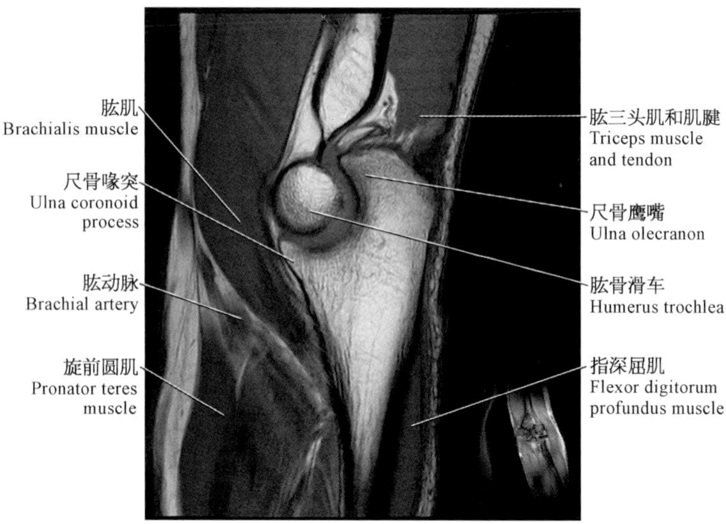
肱肌
Brachialis muscle
尺骨喙突
Ulna coronoid process
肱动脉
Brachial artery
旋前圆肌
Pronator teres muscle
肱三头肌和肌腱
Triceps muscle and tendon
尺骨鹰嘴
Ulna olecranon
肱骨滑车
Humerus trochlea
指深屈肌
Flexor digitorum profundus muscle

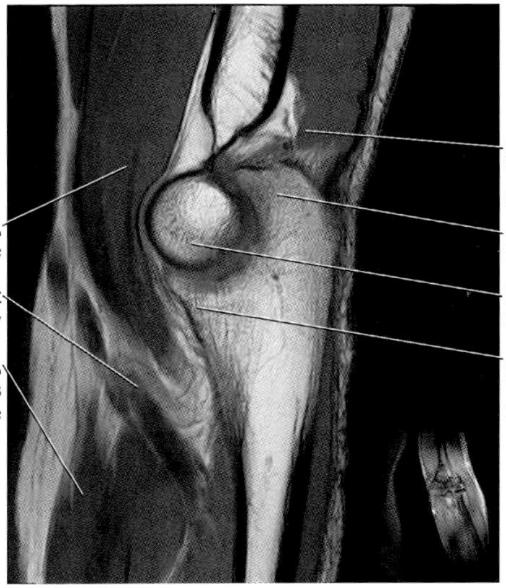
肱肌
Brachialis muscle
肱动脉
Brachial artery
旋前圆肌
Pronator teres muscle
肱三头肌和肌腱
Triceps muscle and tendon
尺骨鹰嘴
Ulna olecranon
肱骨滑车
Humerus trochlea
尺骨喙突
Ulna coronoid process

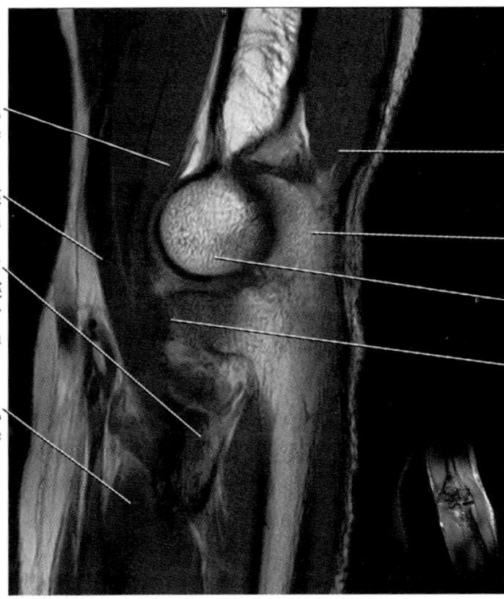
肱肌
Brachialis muscle
肱二头肌腱
Biceps tendon
桡骨结节和二头肌腱
Radial tuberosity and biceps tendon
旋后肌
Supinator muscle
肱三头肌和肌腱
Triceps muscle and tendon
尺骨鹰嘴
Ulna olecranon
肱骨滑车
Humerus trochlea
尺骨喙突
Ulna coronoid process

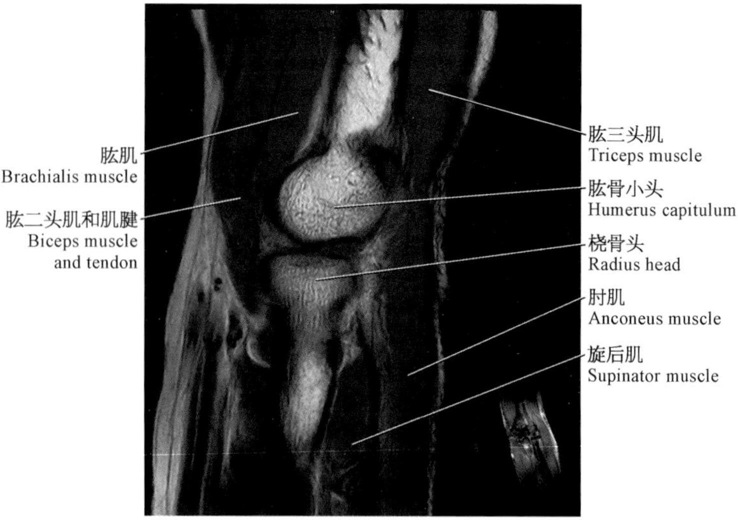
肱肌
Brachialis muscle
肱二头肌和肌腱
Biceps muscle
and tendon
肱三头肌
Triceps muscle
肱骨小头
Humerus capitulum
桡骨头
Radius head
肘肌
Anconeus muscle
旋后肌
Supinator muscle

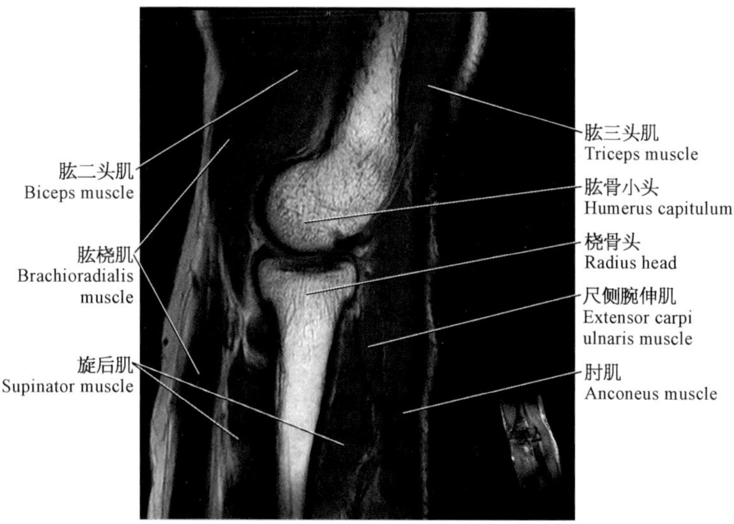
肱二头肌
Biceps muscle
肱桡肌
Brachioradialis
muscle
旋后肌
Supinator muscle
肱三头肌
Triceps muscle
肱骨小头
Humerus capitulum
桡骨头
Radius head
尺侧腕伸肌
Extensor carpi
ulnaris muscle
肘肌
Anconeus muscle

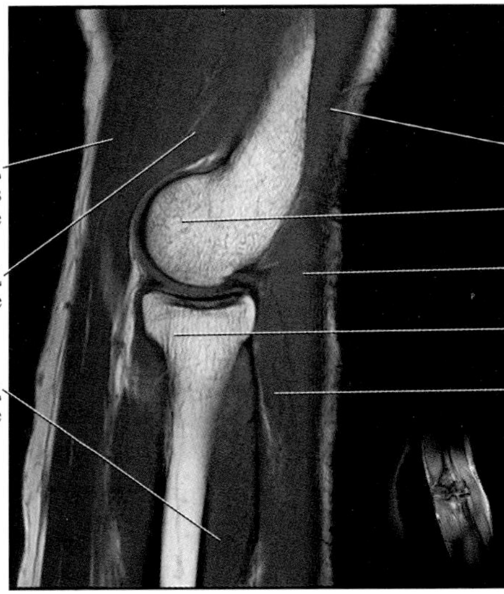
肱桡肌
Brachioradialis muscle
肱二头肌
Biceps muscle
旋后肌
Supinator muscle
肱三头肌
Triceps muscle
肱骨小头
Humerus capitulum
肘肌
Anconeus muscle
桡骨头
Radius head
尺侧腕伸肌
Extensor carpi ulnaris muscle

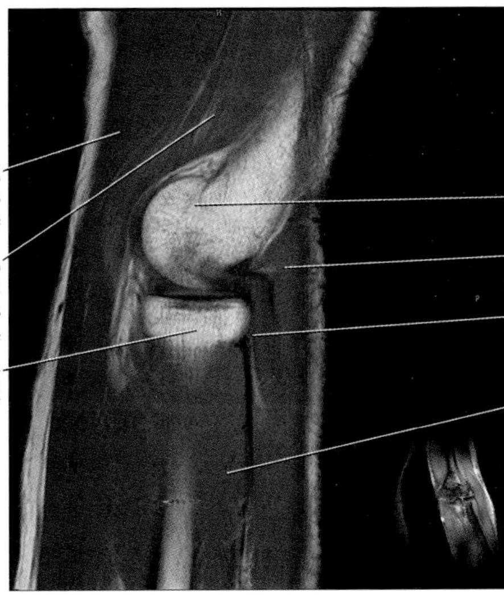
肱桡肌
Brachioradialis muscle
桡侧腕长伸肌
Extensor carpi radialis longus muscle
桡骨头
Radius head
肱骨小头
Humerus capitulum
肘肌
Anconeus muscle
尺侧腕伸肌
Extensor carpi ulnaris muscle
旋后肌
Supinator muscle